G R A V I T A R E

LACTIVISM

Courtney Jung

母乳主义

[加] 考特妮·琼格 —— 著

张英杰 —— 译

How Feminists and Fundamentalists,
Hippies and Yuppies, and Physicians and Politicians
Made Breastfeeding Big Business and Bad Policy

SPM
南方传媒 | 广东人民出版社

· 广州 ·

图书在版编目（CIP）数据

母乳主义 / （加）考特妮·琼格著；张英杰译. —广州：广东人民出版社，2022.6（2022.11重印）

（万有引力书系）

书名原文：Lactivism : how feminists and fundamentalists, hippies and yuppies, and physicians and politicians made breastfeeding big business and bad policy

ISBN 978-7-218-15758-0

Ⅰ.①母… Ⅱ.①考… ②张… Ⅲ.①母乳喂养 Ⅳ.①R174

中国版本图书馆CIP数据核字（2022）第065791号

MURU ZHUYI

母乳主义

[加]考特妮·琼格 著　张英杰 译　　　　版权所有　翻印必究

出 版 人：肖风华

丛书策划：施　勇
项目统筹：陈　晔
责任编辑：刘飞桐
责任校对：龚文豪
责任技编：吴彦斌　周星奎

出版发行　广东人民出版社
地　　址：广州市越秀区大沙头四马路10号（邮政编码：510199）
电　　话：（020）85716809（总编室）
传　　真：（020）83289585
网　　址：http://www.gdpph.com
印　　刷：广州市岭美文化科技有限公司
开　　本：889毫米×1194毫米　1/32
印　　张：8.5　　字　数：172.5千字
版　　次：2022年6月第1版
印　　次：2022年6月第1次印刷　2022年11月第2次印刷
著作权合同登记号：19-2022-055号
定　　价：78.00元

如发现印装质量问题影响阅读，请与出版社（020-83716848）联系调换。

售书热线：（020）85716826

目　录

引　言

在曼哈顿莱辛顿大道上一个安静的商业街区，有一家叫作"靓妈"（Yummy Mummy）的店铺。它的两侧分别是一家宠物狗用品店和一家美容院，而周边则是专门为儿童服务的高档门店。一眼扫去，即可看到一家儿童眼镜店、一家儿童照相馆、几家童装店和一家保姆中介机构。"靓妈"与周围的店面着实很搭调：它的装修品位不凡，店里陈列着许多名牌服装、哺乳用品，入口处紫红棕色的雨篷上写着"哺乳快乐"。对顾客和路人而言，这是一句友好的问候，不过也许稍显犀利。

"靓妈"坐落在上东区，与公园大道上的那些大厦和豪华顶层公寓只隔着一个街区；店家自诩为"哺乳专卖店"。许多新妈妈推着新式婴儿车，源源不断地蜂拥至此，购买各式各样的东西：奶瓶、胸罩、"时髦而有格调的"哺乳衣、催乳饼干之类的哺乳补品，等等。催乳饼干看上去就像普通巧克力片饼干一样，不过这种饼干含有燕麦、啤酒酵母、亚麻籽等催乳成分。（"靓妈"卖的葫芦巴籽也是一款催乳产品，10美元一包，比催乳饼干便宜一半。）

不过，吸奶器才是"靓妈"的主营产品，该产品在莱辛顿大道上的这个实体小店和它生意兴隆的网店都有售。自从阿曼达·科尔（Amanda Cole）于2009年开店以来，吸奶器一直卖得如火如荼，到了2013年，销量更是蹿升了一大截。那一年，奥巴马总统大胆地干预了母乳喂养领域——他改革了《平价医疗法案》，要求健康保险公司承担新生儿母亲购买吸奶器的费用。起初，科尔担心，让有健康保险的人免费获得吸奶器，这会对她的生意产生不利影响。《平价医疗法案》改革实行之前，美国就已经占了全球吸奶器市场的40%，仅2010年就卖出了230万个吸奶器。改革之后，有分析者预测，吸奶器市场将会扩大50%，科尔自然不想错失市场扩张带来的商机。

为了能受益于新法案，科尔迅速采取了行动。顾客只有从官方授权的耐用医疗仪器（DME）供应商那里购买仪器，保险公司才会报销。这类专卖店通常出售大型机构使用的物品，如医院用的病床和氧气罐。"靓妈"所属的精品店世界与这些讲求实际的专卖店相去甚远，但科尔巧妙地打通了政府部门的关节，让"靓妈"成为一家获官方授权的耐用医疗仪器供应商。很快，"靓妈"就开始从这项新计划中获利。"吸奶器福利"实行不过数月后，客户需求就暴涨到了这样的程度：科尔额外雇了17名员工，租了个地方当呼叫中心，以处理该店网站上来自全国各地的订单。

如今，"靓妈"已经与25项不同的保险计划建立了合作关系，每周寄出数百个吸奶器。业内分析者预计，随着越来越多人了解到这项福利，吸奶器市场将会进一步增长。到2020年，美国吸奶器市场的规模应该会接近10亿美元，而"靓妈"出售的其他哺乳相关产品，包括衣物、胸罩、乳液、枕头，其市场规模则会达到20亿美元左右。

在奥巴马总统的《平价医疗法案》的帮助下，母乳喂养确实已经成了一项大产业。

和全食超市①、Arbor Collective②等许多当代的生活方式公司一样，"靓妈"这家企业坚持通过行善而获利，是良心与商业的有力结合。科尔住在曼哈顿，初为人母时，她决心给宝宝哺乳，但因为缺乏好的哺乳产品，又得不到明智的建议，她倍感沮丧。最终，这种沮丧感启发了科尔，让她想到了一个商机。她所在的街区需要一个能满足哺乳母亲需求、为她们提供帮助的地方。2009年，科尔开了这家店，她计划将此店打造成一家销售优质哺乳产品的一站式商店，同时还要让它成为一个社区中心，准父母或新生儿父母可以来这里咨询消息灵通的销售员——包括科尔本人，她现在是一位经认证的泌乳顾问。她的店还开设了一系列课程，既有"分娩准备""宝宝安全与心肺复苏"这样的常规课

---

① 即Whole Foods，美国一家专售有机食品的连锁超市。除特别注明外，本书脚注皆为译者注。

② 美国滑板品牌，以环保为生产宗旨。

程，也有"吃、喝、导乐①"这类不那么常规的课程。根据店家的宣传，"吃、喝、导乐"是一种"速配"，能够帮助父母提高寻找"分娩教练"的效率：每次课上，店家会给他们介绍五到十位导乐。

围绕母乳喂养而形成的消费文化，很大程度上反映了这个产业的核心消费群体所推崇的生活方式，以及用于母乳喂养的资源。从"靓妈"这个店名就可以看出，该店的使命不仅限于它在网站上提到的母婴健康、环境与经济福祉这样有价值的目标。在当代俚语中，靓妈指的是一位魅力四射的性感母亲，她衣着光鲜，一般来说也很有钱。各种小报都用这个词来夸赞那些虽已为人母，但仍然活得潇洒、穿得光鲜的名人，比如米兰达·可儿、安吉丽娜·朱莉。"靓妈"这个店的存在也意味着，母乳喂养不再是那些用土办法养娃的妈妈的专利。除了吸奶器和各种维生素以外，"靓妈"还供应各种流行单品和配饰，好让妈妈们能够"时尚带娃"。母乳喂养就是当今的新潮流。

在婴儿喂养的漫长历史中，我们所处的现在只是一刹那。如今，在全国各地，店名古怪的孕产与母乳喂养精品店成倍增长——比如圣莫尼卡市有一家"泵奶站"，曼哈顿有一家"上胸区"——可我们应该记住，"时尚带娃"的理念标志着一次文化剧变。要是在不久以前，人们肯定会觉得"时尚哺乳"显然是一

---

①　即doula，产妇陪护。

种荒唐的想法。在20世纪70年代的美国，许多恢复哺乳的女性传达的是一种政治立场，而非时尚态度。她们表明，女性有权选择如何喂养自己的宝宝，并反对雀巢这种在贫困国家兜售配方奶、间接损害了无数婴儿健康的大企业。母乳喂养回归主流，不仅催生了无数用糟糕的双关语取名的门店和产品——比如有款哺乳枕叫"乳房之友①"，有款产后束腹带叫"妈妈紧身衣②"——也对蓬勃发展的奢侈哺乳用品市场起到了促进作用，而这是上一代女权主义者、嬉皮士和反主流文化的异端绝对想象不到的。

　　"时尚吸奶③"是美国最受欢迎的电动吸奶器之一，它的生产商是瑞士公司美德乐（Medela）。对吸奶过程哪怕有一丁点了解的人，也会觉得"时尚吸奶"充其量只是一种搞笑的想法。女性在吸奶时，上半身裸露，吸盘附在两个肿胀的乳头上，吸奶器发出巨大声响，有节奏地将母乳泵入塑料瓶中。这个时候，即便是性感超模海蒂·克鲁姆也不会显得时尚而优雅。但"时尚吸奶"这个名字还是很有效的，它暗示了一种理想的母亲形象，从而吸引了广大女性，也让许多承诺能让母亲变得时尚的制造商和商店有钱可赚。

---

　　①　英文中breast（乳房）与best（最好的）发音相近，因此原名My Breast Friend大致意为"乳房之友"，同时又暗含"我最好的朋友"之意。

　　②　原文Mother Tucker，与motherfucker的拼写相似。

　　③　即Pump in Style，产品中文译名为"新风韵"。

　　当代母乳喂养文化的种种标志——比如吸奶器，即Boob①和Glamourmom②这种公司生产的名牌服饰，以及催乳饼干——反映出支撑着这一文化错综复杂的利益网，包括社会利益、政治利益和商业利益。这种既宣扬健康又推崇时尚的"新文化"在一定程度上源于来之不易的社会尊严。20世纪，许多恢复母乳喂养的人——女权主义者、嬉皮士、国际母乳会（La Leche League）成员——遇到了极大阻碍。即便在今天，这种阻碍依然存在。有时候，哺乳母亲与她们的上一代人之间同样存在分歧和摩擦，很是微妙。给孩子哺乳的妈妈们常常表示，她们的母亲因为以前没给她们哺乳，所以对这种做法持批判和戒备态度，还说：当年没给你哺乳，你现在不也好好的吗？

　　有时候，这种阻碍又很明显。时至今日，在各种公共场所，包括友谊连锁餐厅、塔吉特百货、安家③服装店，等等，仍然有女性因为哺乳而遭到骚扰。这样看来，新一代的哺乳倡导者之所以强调时尚元素，可以说是为了表明哺乳和当妈妈这件事与生活并不矛盾，不是说做了母亲就没法健身、娱乐、追求时尚。不可否认，这些倡导者的努力是有益于女性的。

------

　　①　一家专卖孕产妇服饰的公司，总部位于瑞典斯德哥尔摩，Boob一词意为"乳房"。

　　②　一家专卖哺乳服饰的公司，总部位于美国纽约州，Glamourmom意为"魅力妈妈"。

　　③　即Anthropologie，美国服装零售商，总部位于宾夕法尼亚州。

为了保护女性在公共场所哺乳的权利，人们提出了相应的倡议，而这种倡议也多是对女性尊严的有价值的表达。最近，公共场所哺乳权已经成了名副其实的轰动话题。有些身为母亲的名人，例如考特尼·卡戴珊、格温·史蒂芬妮、玛姬·葛伦霍，还会故意让人拍到她们在公共场所哺乳。和争取同性恋权利以及开展其他身份政治运动的群体一样，她们的策略是：坦然暴露自己，从而拒绝公众强加给她们的污名和羞耻感。就连教皇方济各也于2015年参与了这个话题，鼓励母亲在西斯廷教堂的洗礼仪式上给孩子哺乳。

现在也有一些更为正式的倡议行动。数年前发起于新西兰的"哺乳快闪"（Big Latch On）如今已普及全球。每年8月初，世界母乳喂养周中的某一天，参加该活动的女性聚在一起，在公共场合集体给自己的宝宝哺乳。哺乳倡导组织"最好的给孩子"（Best for Babes）为在公共场所哺乳被骚扰的女性开通了一条全国热线855-NIP-FREE。另外还有一个特别有趣的公民行动，叫作"奶车"（The Milk Truck）——这是一辆粉红色的大货车，车厢顶部装有一个高90厘米的玻璃纤维乳房，"乳头"是一个闪光灯；这辆车负责救助匹兹堡因在公共场所哺乳而被骚扰的女性。

在我看来，像"哺乳快闪"和"奶车"这样的倡议行动是倡导哺乳的正面案例，它们旨在保护女性选择喂养方式和场所的权利。可是，在写作本书的过程中，我一再发现，对母乳喂养的倡导往往走向极端，以至于变成"哺乳主义"（lactivism）：把母乳喂养作为一项强制要求，一场道德运动，甚至是一种区分好父母与坏父母的方法。在这种情况下，倡导母乳喂养反而限制了女性的选择，而非保护到她们的选择权。实际上，有些哺乳主义者（lactivist）甚至与"选择"势不两立。他们发起倡导活动，就是为了动摇这样一种观念：在选择如何喂养孩子时，女性可以考虑自己的个人情况，比如工作、孩子的看护方式，等等。最为极端的哺乳主义者认为，母乳喂养本身就是目的，就算它威胁到母亲和婴儿的健康与幸福，也要不惜一切代价捍卫母乳喂养。

不久前，超模吉赛尔·邦辰展现了她出人意料的政策改革天赋：她呼吁出台一项"全球法规"，规定女性必须给孩子哺乳六个月；在沙特阿拉伯，法律规定女性有义务给孩子哺乳两年；在美国，政客和政策制定者并未立法规定女性必须哺乳，但他们断定，应该把母乳喂养视作公共政策问题，而非个人选择。自2010年起，美国疾病控制与预防中心（CDC，下文简称美国疾控中心）、美国儿科学会（AAP），以及美国医务总监（Surgeon General）都把母乳喂养正式确立为"公共卫生问题"。三者的声明将配方奶喂养视为与抽烟和不安全性行为同等危险的做法，不仅会威胁到个人健康，也会威胁到整个美国社会。在一次采访中，美国儿科学会母乳喂养分会主席理查德·尚勒（Richard Schanler）博士解释道："这是一个改善我国婴儿健康状况的议题，我们怎么能放任家长想怎么做就怎么做呢？"

现在确实有很多人赞同尚勒和邦辰的观点，以至于包括我在内的政治学者已经把母乳喂养认定为一个共识问题——能把在其他任何问题上都存在分歧的人群团结在一起。无论是女权主义者还是原教旨主义者，无论是雅皮士还是嬉皮士，无论是保守派还是自由派，无论是医疗机构还是替代医学的批评者——他们虽然观念各异，但都对母乳喂养问题持有一致的看法。问题在于，这些无意间成为同盟的人们不仅信奉母乳喂养并亲自实践，而且往往还认为所有人都应当如此。母乳喂养不再只是一种喂养婴儿的方式，更是用来区分"我们"和"他们"、区分好父母与坏父母的一条道德准绳。

对于许多受过良好教育的中上层阶级父母而言，母乳喂养属于"拼娃"的初期阶段。他们之所以用母乳喂孩子，是因为据说这样做能让孩子长得更健康、更壮实、更聪明。在他们的圈子里，母乳喂养还体现了财务和事业上的成功，因为只有时间充裕或者工作弹性大的母亲，才有足够的时间给孩子哺乳，确保孩子在最大程度上享受到母乳对健康的助益。在如今的美国，母乳喂养无疑是阶级地位的一个标志，尽管它并不适用于所有人。对基督教右翼而言，母乳喂养的价值并不在于增进健康。原教旨主义基督徒引用《圣经》来证明哺乳是上帝的安排。哺乳也为智慧设计论提供了证据——该理论认为，宇宙是上帝设计的，而不是由大爆炸和生物进化所创造；哺乳还标志着女性对上帝旨意的服从。讽刺的是，在女权主义者看来，哺乳的意义正好与此相反；对她们而言，哺乳这种能力证明了女性身体中蕴含着维系生命的力量。对于左翼的嬉皮士和嬉普士（hipster）而言，哺乳也是一项道德义务，不过原因不尽相同。嬉普士之所以给孩子哺乳，是因为他们是环保主义者，因为他们支持当地的食品运动，因为他们批判生产配方奶的大型跨国公司。母乳喂养是特定生活方式的一部分，这种生活方式通常还包括以下元素：瑜伽、农贸市场、公平贸易咖啡①、布尿片、自制婴儿食品，等等。在布鲁克林公园坡的食品合作社给孩子喂配方奶，甚至比穿了一件小海豹皮外套更让人无法接受。

有人说，配方奶不仅对婴儿有害，还会让整个社会付出代价。这个说法使得母乳喂养更具道德正义。2010年，医学期刊《儿科学杂志》（*The Journal of Pediatrics*）上发表的一篇文章声称，在美国，不给孩子哺乳造成的损失为每年130亿美元，其中包括医疗开销、婴儿死亡，以及这些本应存活的婴儿的终身收入。文章还表示，如果考虑到母乳喂养带来的终身益处——依照该文的说法，包括"减少父母旷工的情况，以及因童年时患病而在成年时期死亡的人数"——以及因此而省下的医疗费，那这个损失还不止130亿美元。

我在本书中将进一步阐明，这些说法已被用于支持各种干预措施，比如"纽约哺乳"（Latch On NYC）——这是一次备受瞩

①　即Fair Trade Coffee，倡导不经过中间供应商，而以公正的价格直接和当地的咖啡农进行交易，以提高咖啡产区种植农户的收入，并有公平贸易认证组织（FLO-CERT）的认证。

目的母乳喂养运动，它要求纽约市各大医院严密保管配方奶粉，就像保管处方药一样，还强迫想使用配方奶的新生儿妈妈给出需要配方奶的医学理由。卫生官员明确表示，这次运动就是为了让护士和母亲更难获得配方奶粉。许多父母表示反对，认为这项政策既是一种惩罚，也是一种侵犯。有位母亲讲述了自己的经历：由于正在服用治疗某种精神疾病的药物，她无法让孩子吃到安全的母乳。当时，她和别人共用着一间人来人往的病房，所以不想讨论自己的病。最终，在不断的追问下，她告诉护士，根据《健康保险转移与责任法案》（HIPAA）中的患者隐私条款，她无须透露自己的病情。

配方奶喂养会让社会遭受损失——借助这样的说辞，相关部门得以正大光明地对贫穷女性采取更为咄咄逼人的措施。有权享受美国妇幼营养补助计划（WIC）①的母亲面临着持续压力，因为该计划包含哺乳的要求。具体而言，WIC把母乳喂养定为首要目标，这意味着哺乳母亲享受该计划食品福利的时间是给孩子喂配方奶的母亲的两倍，而且前者可选择的食品更多样、更高档，

---

① 美国联邦政府和各个州政府支持的一项为中低收入家庭免费提供营养与健康教育、健康食品咨询以及其他服务的营养计划。WIC会为符合资格的家庭免费提供健康食品、营养教育、母乳喂养支持和医疗保健等服务。拥有5岁以下的子女、怀孕或正在母乳喂养的妇女，若家庭收入低于WIC的规定标准，可向其常住州的WIC申请补助。下文均用"WIC"简称"美国妇幼营养补助计划"。

吃母乳的孩子开始吃固体食物后，也能获得更多、更好的食物。

　　然而，WIC的惩罚性政策并非我在写作本书过程中发现的最极端的母乳绑架案例。最让我震惊的一点在于，人们普遍拒绝承认艾滋病毒可以通过母乳传播。哺乳可以传播艾滋病毒的证据最早发表于1985年，而且自那以来，已经有数百万病例证实了这一点。然而，全世界的公共卫生官员在长达13年的时间里一直对该证据视而不见，因为他们害怕哺乳倡导计划遭到破坏。等到世界卫生组织和联合国儿童基金会等机构终于承认哺乳有传播艾滋病的风险之后，一些坚定的哺乳主义者，包括国际母乳会的一位创始人，开始改变策略：他们加入艾滋病否定者的队伍，声称没有证据表明艾滋病毒可通过哺乳传播。这种极端的哺乳主义真的会带来致命后果，尤其是它还受到国际母乳会这个世界上规模最大、最有影响力的哺乳倡导组织的支持。

　　是否有选择权是许多女性问题的核心，特别是堕胎问题，但出人意料的是，在关于怎么喂养婴儿的讨论中，我们几乎见不到选择的余地。那女性是否有选择不给孩子哺乳的权利呢？很久以前，哺乳是一种反主流文化的反抗行为，是对主流的挑战，是一项女性需要不惜代价保护的权利。而在这个新时代，很多哺乳倡导者——尤其是哺乳主义者——正在大大削弱女性的选择权。

　　对母乳喂养的倡导往往与一种道德紧迫感联系在一起，这种紧迫感使我们产生如下印象：母乳喂养尚未流行起来，女性还不明白它为什么很重要，整个社会在这一重要领域的表现很差劲。

但实际上美国的哺乳率并不低于美国疾控中心制定的目标：有79%的母亲给孩子喂过母乳，49%的母亲在孩子六个月大时仍在哺乳。

不过，另一方面的真相是：受过良好教育且无须工作的富有已婚白人女性，其哺乳率要高于贫困女性（尤其是非裔美国女性）。我将在第四章阐明，哺乳的义务加剧了这两个群体的分裂，因为哺乳本来只是某个特权群体——受过良好教育的中产阶级已婚白人女性的通行做法，她们要么在家带孩子，要么至少有比较自由的工作，而如今这一做法却被拔高成了全国标准。以这个标准来看，遵守官方建议，完全用母乳喂养婴儿六个月的富有白人女子自然无可指摘，她们是好母亲、好公民。但以同样的标准来看，那些不给孩子哺乳的非裔美国女性——这个群体总体来说比较贫困——好像就成了某个重要领域的失败者。她们因为决定不给孩子哺乳而引来了人们的特别关注和担忧。

母乳喂养的影响之一在于，它加剧了美国长期存在的种族和阶级分裂；这一影响在飓风桑迪过后意外地显现了出来。这次飓风对纽约市一部分最穷困的居住区造成了特别严重的破坏。灾难过后，人们一般都会纷纷伸出援手，这次也不例外：许多人自愿到受灾社区提供帮助，比如开车送食物，清理街道和受损严重的房屋，甚至去临时避难所当志愿者。耶鲁大学毕业生贝瑟尼·耶罗（Bethany Yarrow）也加入了救灾志愿者队伍，她是著名的"彼得、保罗和玛丽"三人民谣组合中彼得·耶罗（Peter Yarrow）的女儿。贝瑟尼的孩子就读于一所私立学校，学校其他同学的母亲也和她一道参与了志愿行动。后来，在《纽约时报》的采访中，她讲述了此次救灾的经历。

数以千计的人在这次灾难中失去了家园和所有家当，而作为灾难的见证者，贝瑟尼似乎对于分发罐装婴儿配方奶粉的工作感到尤为震惊。《纽约时报》的采访报道是这么说的："让她震惊的是，在皇后区洛克威半岛的阿尔文街区，有很多贫困母亲不给孩子哺乳。"阿尔文街区有75%的居民都是非裔美国人，而高中及以下学历的居民占了近八成。贝瑟尼和朋友们还努力去请一位泌乳顾问尽快到洛克威半岛，"这样一来，我们的帮助就不仅仅是'把这些尿布拿去，然后接着过你们的苦日子吧'。"诚然，贝瑟尼和朋友们是出于好心，但地位相对优越的她们把哺乳问题看得太过重要，而没有合理地考虑到阿尔文街区的女性和婴儿在飓风灾难过后的真正需求。

美国政府近来发起的其他推广母乳喂养的举措巩固了这样一种观念：母乳喂养是一个重要的公共政策问题。除了免费获取吸奶器这样的政策之外，从2010年开始，《公平劳动标准法》（FLSA）增加了这样一项规定："每次员工需要吸奶时，雇主都应提供适当的休息时间，以便她给孩子吸奶，直到孩子出生一年后。"

如第五章所言，人们称赞这些政策改革有益于哺乳女性。但几乎没有人提到，这些改革的目的完全不在于推广哺乳，至少不是传统意义上的哺乳。实际上，它们的目的在于推广使用吸奶器。这些备受吹捧的改革与其说有益于女性，不如说有利于营商，而且只不过是为了调和矛盾的权宜之计：一方面，官方建议女性完全用母乳喂养婴儿六个月，而另一方面，美国是世界上唯一没有法定带薪产假的发达国家。（在法国，女性有16周的全薪产假，而在挪威，全薪产假更是长达42周。）在美国，大多数职场母亲在孩子出生后，会把病假和节假日拼在一起，凑出六周的休息时间，但还有足足30%的职场母亲完全没有休产假。虽然说现在女性拥有在上班期间吸奶的法定"权利"，但因此而耽误的时间是没有工资的。在这种利于营商的措施下，为维持精简的商业模式，女性的工作变得更辛苦、压力更大、工资更低。

鼓励女性吸奶的政策不仅增加了女性的压力，也在悄然模糊我们对哺乳的理解。由于近十年来吸奶器市场迅猛增长，制造商现在预计在给孩子哺乳的美国女性中，大约会有85%的人使用吸奶器。如今，吸奶是大部分美国母亲完成母乳喂养的其中一环，她们去上班之后，家人就负责用存在奶瓶里的母乳来喂孩子。这一新常态产生了许多尚未得到承认的重大影响。

首先，这一新常态不仅改变了我们对哺乳的理解，也改变了我们对哺乳如何让孩子受益的看法。人们曾认为，哺乳的一大好处在于它建立了母子间的纽带——这种观点流行了好几十年。即便科学家开始列举哺乳的种种医学益处时，也依然强调哺乳有利于培养母子情感。许多首屈一指的医生和研究人员至今仍然相信这种亲密的身体接触至关重要。然而，如今那些最著名的"哺乳"倡议关注的都是人乳的化学特性（详见第六章）。母婴纽带的作用似乎越来越小。实际上，人们现在普遍使用吸奶器，这就说明人乳已经变成了一种备受追捧的宝贵商品，而它的来源却被忽视了。每天都有好几千人在网上买卖母乳，大部分顾客用买来的母乳喂自己的孩子。

然而，母乳现在不仅仅是用来喂孩子。人乳已经成了一种新型超级食品。一家名为普罗莱塔生物科技（Prolacta Bioscience）的公司用人乳来生产营养补品；据说有运动员为了提高成绩而喝人乳；也有癌症患者尝试用人乳治病。人乳甚至还进入了手工食品市场。纽约市一位叫丹尼尔·安格勒（Daniel Angerer）的主厨用妻子的奶水做了一种奶酪，他称之为"妈妈的奶"（Mommy's Milk），看起来就像是山羊奶酪，外面裹了一层浇了枫糖焦糖的南瓜子。丹尼尔表示，这种奶酪甜得出奇。

从根本上讲，当代人对母乳的狂热追捧建立在一个令人信服的简单前提之上：母乳对于个人健康极为有益，这些益处累积起来能造福整个社会。多年以来，研究人员、医生和哺乳倡导者都认为母乳喂养具有一系列让人眼花缭乱的健康益处：降低患各种疾病的概率，包括耳部感染、胃肠道感染、下呼吸道感染、坏死性小肠结肠炎、高血压、肥胖、心血管疾病、糖尿病、哮喘、过敏、癌症、乳糜泻、克罗恩病、湿疹，降低婴儿死亡率和婴儿猝死综合征（SIDS）的发生率，增长智力，等等。

正是这一简单的前提促使美国儿科学会宣称母乳喂养是一项公共卫生问题。也正是因为这一前提，才出现了"纽约哺乳"这样的运动，以及WIC中的双重食品福利标准。这一前提还撑起了价值数十亿美元的母乳喂养产业，该产业还获得了政府的大力支持。

可是，如果这个令人信服的简单前提是错的呢？

本书开头就给出了一个让人失望的结论：许多旨在证明推广母乳喂养的高压政策具有合理性的研究，实际上都过时了，而且以科学标准来看，这些研究都比较"薄弱"。不同研究得出的结论不尽相同，导致结果"混杂"而"没有定论"。在备受尊崇的主流期刊上——如《美国医学会杂志》（JAMA）、《儿科学》、《英国医学杂志》（BMJ）——发表的最新研究设计得更好，一般来说也更可靠。许多这些研究发现，母乳喂养可能并没有人们所说的那些健康益处，即使有，效果也"不大"。研究人员所说的效果"不大"究竟是什么意思呢？我在本书第三章对此做了更全面的说明。在这里，我先提醒一下像我一样花费无数时间哺乳的母亲：不要太期待哺乳的效果。

这些新的研究成果让我们得以重新审视围绕母乳喂养的道德紧迫感。以前，对母乳喂养的狂热至少还可以理解，因为那时候的医学研究把母乳喂养和母乳描绘成万灵药，可以降低从癌症到肥胖等各种疾病的患病风险。可是我们现在已经知道这些说法中很多都没有根据，那这种道德狂热的存在就让人困惑不安了。

其实，我在39岁怀上第一个孩子之前，很少想到哺乳这件事。怀孕之后，我又惊又喜，也有点不知所措。在此之前，我花了近20年在我喜爱的工作上辛勤努力，而且几乎享有完全的自由。我想工作时才去工作——其实我基本上什么时候都想工作；我也去旅游、和朋友出去玩。在研究生阶段，以及后来做助理教授期间，我没有多少奢侈品，但过得很独立——这也是一种奢侈。

当然，这些经历完全没教会我日后如何备孕、如何做母亲。我以前从未考虑过自己应当秉承何种育儿理念，也没想过是否需要这样的理念。我不清楚有哪些选择，更不知道对我认识的那些父母而言，他们日常的习惯和做法就像哲学一样有条有理。我从来没听说过费伯入睡法、亲子同眠这些方法。我有个朋友生了三个孩子，为每个孩子哺乳的时间都不少于两年，还和他们三个同睡一张床。我那时候还以为她是在节育，后来才知道她是在践行"亲密育儿法"（attachment parenting）。

我要学的太多了。

幸运的是，怀孕之后，我的身边突然有了很多热心向我分享各种信息与观点的女性，包括朋友、同事、熟人。等到我肚子更大的时候，连陌生女人也乐于跟我分享经验。我开始把自己日渐变大的肚子想象成通向一个平行宇宙的入口。在那个平行宇宙中，母乳喂养并不像我怀孕前想的那样仅仅是喂养婴儿的一种方式。它是一种责任，一种使命，是至高奉献的一种表现，也是衡量一个人道德价值的标准。它不仅是女人可能会做的一件事，更是她所宣扬的信仰。

我第一次产生这种责任感，是在怀胎五月时的一天夜晚。那天，我参加了一场鸡尾酒会。我环顾房间，看到许多熟人一边谈笑风生，一边小口啜饮着粉红色的大都会鸡尾酒。突然间，我隐约感到头晕，身子也站不稳了，尽管我没有丝毫醉意。我很想回家，可是当时才七点，我才刚来一小会儿。

片刻之后，一个女人向我走来。我跟她不太熟，只是在之前类似的几次聚会上见过她。她恭喜我怀孕，我感觉她是想要保护我，就像鸟妈妈用翅膀为小鸟遮风挡雨一样。但我很快就发现，她肩负着一项严肃的使命：说服我务必给孩子哺乳。她告诉我，哺乳对于建立母子纽带非常重要，而且也有许多医学上的好处。她还跟我说，有很多非裔美国女性依然不给孩子哺乳，她觉得特别失望。我用自认为可以让她放心的口吻回应道："那好吧，我大概会给孩子哺乳的。"但我的话显然不够让她放心，因为她仍然说个不停。

现在，我脑海中的那个夜晚就像一支笨拙的探戈舞：我不断向后退，而她不停地朝我走来，打着夸张的手势，手里的大都会鸡尾酒跟着晃动。直到我们撞到墙上，这支"双人舞"才停下来。这时，我们已经走到了贴着黄色墙纸的厨房的一角，视线范围内没有其他宾客。我记得自己当时在想："她这是要做什么？"我不明白她为什么这么在意我如何喂养自己的孩子。

不过，她的一席话引发了我的思考。

母乳喂养为何承载着如此沉重的道德感？在这份道德感中，有多大一部分只是一种思想包袱？我们这些母亲以及整个社会是否在母乳喂养方面投入过多？如果是这样的话，原因何在？在我的孩子出生之前，就有人——包括鸡尾酒会上的那个女人——向我传达出让我不安的道义感。

可我终究还是给女儿哺乳了。为什么呢？因为我虽然不想把哺乳当作一种身份认同，也不想把它当作可以依靠的信仰，但我希望尽我所能让我的宝宝健康无虞。当时，我的确相信别人向我灌输的这种观念：母乳喂养非常有利于孩子的健康。这才是最重要的。我要给女儿哺乳——我不想让这个决定成为一场道德运动。我认为母乳喂养是个人的选择。我只是一个恰好给孩子哺乳、相信哺乳有益的女人，但我不是哺乳主义者。我并不认为世界上的每位母亲都一定要给孩子哺乳。

后来我发现，哺乳对我而言很简单。我的女儿衔乳相当熟练，完全不会抗拒。等到她开始吃固体食物的时候，她还是不肯用奶瓶喝奶。好几个月的时间里，我每天中午下班后都要跑回家给宝宝哺乳。由于需要频繁解开和扣上衬衫纽扣，我一直都不确定自己有没有把衣服穿好。这是不是一项好方案呢？不是，甚至都算不上方案。但与我不同的是，女儿对于哺乳有着非常强烈的感受，吃奶的意愿更是强烈得多。到了她两岁时，我喂奶的次数减少到了早晚几次。在这个阶段，哺乳的主要目的在于给她安慰，让她平静下来，哄她入睡；如果她中途醒来，哺乳也可以帮助她重新入睡。当然，这些事只能由我来做，但到了那个时候，这种习惯早已养成，没法再改了。

我还有过一次大开眼界的邂逅，那是初春凉爽的一天，地点是在我的儿科医生的办公室。我在候诊室里给当时只有几个月大的女儿读《月亮，晚安》绘本，这时，另一位母亲进来了，她用背带把宝宝抱在胸前，脸色苍白，看起来有点疲惫。过了一会儿，她的宝宝开始哭闹，于是她窘迫地掏出一个奶瓶。然后她转向我——一个完全陌生的人——跟我解释她为什么用奶瓶喂孩子。她讲了很久，从她紧急早产讲起，最后提到她的奶水不够——医学专家将此症状委婉地称为"泌乳衰竭"。孩子出现脱水迹象之后，儿科医生坚持让她喂配方奶。故事讲到一半时，她开始哭，讲完的时候，她已经泣不成声。我试着对她说一些表示安慰和同情的话——比如孩子看上去健康又快乐啦，配方奶没什么不好啦——但对于伤心欲绝的她没什么用。我只能尽量分散女儿的注意力——她开始用两个倔强的小拳头扯我的衬衫。我不可能当着这个女人的面给孩子哺乳，这会让她更痛苦。我已经感到很内疚了。我理所当然地拥有的东西，却是她极度渴望而又得不到的。

这次邂逅让我久久不能忘怀。那是我第一次意识到不给孩子哺乳的女人会感到多么羞愧、多么绝望。如前所述，哺乳对我而言很简单——虽然并不是没有经历过疼痛、挫折、尴尬，也不是没有产生过怀疑，但从来没遇到过真正的困难。正因为我很幸运，所以才没有受到道德说教与公开羞辱，而这些都是许多没给孩子哺乳的母亲要忍受的痛苦。无论是否笃信母乳喂养，总之我是"圈内人"了——是无可指摘的好母亲。虽然我的孩子没法整夜安眠，我还做着全职工作，我和孩子她爸也并没有每天都给她读睡前故事，但我至少坚持给她哺乳！

几年后——那时我已经给女儿断奶了——我在《大西洋月刊》（The Atlantic）上看到汉娜·罗森（Hanna Rosin）写的一篇关于母乳喂养的文章，这让我心中原有的一丝成就感也不复存在了。汉娜写道，她在给第三个孩子哺乳期间，开始对养孩子的整套日常事务感到些许厌倦。一天夜里，她坐下来阅读有关母乳喂养的最新科学研究——而我从来没想过要去做这种事——发现了一个让她震惊的结论："母乳喂养给健康带来的实际益处微乎其微。"人们大肆宣扬的许多好处，比如增进认知发展，似乎都缺乏确凿的证据，而且有些好处并不明显。汉娜的这篇文章也震惊了很多读者，他们争先恐后地对她发起攻击，不愿接受她的观点。但她的文章说服了我。如果她是对的——即使不是全对——那围绕母乳喂养的狂热就比我想象中更让人费解。

让我转变观念的"最后一根稻草"出现在数月后，当时我碰巧发现了WIC推广母乳喂养的方式。我把在儿科医生的候诊室里邂逅那位痛苦女子的经历告诉了我所在院系的一位研究生，并说出了我的疑惑：为什么母乳喂养被赋予了这么重的情感意义？我这位研究生名叫艾米莉，当时刚当上妈妈，她听了我的话后立马附和道："是啊，我觉得特别奇怪的是，WIC给哺乳的母亲和不哺乳的母亲提供的是两种福利。"我一开始还以为自己听错了，但事实上并没有。艾米莉是研究生，而且她的伴侣没有工作，所以她们的孩子出生后，这个家庭就有资格享受WIC。另外，由于她的伴侣给孩子哺乳，所以能够享受到该计划给哺乳母亲提供的所有特殊待遇，包括两倍于非哺乳母亲的福利领取时限，以及更优质的食品选择。

在那一刻之前，我一直认为在多数情况下，强制性哺乳的危害极大，因为它会让不给孩子哺乳的母亲感到愧疚。我不认为这些母亲应该感到愧疚，而我们这些给孩子哺乳的母亲也不应该自鸣得意。不过，我对于这种不良的态势并不在意，觉得这只是养孩子的过程中在所难免的情况，只不过是所谓"妈妈战争"的又一个案例，即不同家长对于育儿方式的严重分歧。

可是，如果美国政府实际上在惩罚不给孩子哺乳的贫穷母亲以及她们的孩子，那风险就比我之前想象的高多了。另外，如果汉娜说得没错，那也就是说，如果母乳喂养确实没多大好处，那政府对不哺乳的母亲的惩罚，就不免让人感到愤慨。

这几年来，我逐渐了解了哺乳义务的缘起和影响，并因此感到困惑，有时甚至觉得痛苦。初为人母时，我特别想让自己的孩子健康无虞。如何做父母、如何保护我们的孩子，并不存在确切的标准答案，所以大部分父母都渴望找到一个可靠且没有争议的方法。母乳喂养似乎正符合要求：它经过科学证明，也得到了全世界权威人士及机构的认可，包括儿科医生、儿童发展专家、威望颇高的政府机构和政策组织。况且我还挺擅长哺乳，我的孩子们吃奶也吃得很好。所以，我之前并不太想了解问题的另一面。

然而，随着时间一天天过去，我无法再忽视问题的另一面。写作本书期间，人们难以置信地问我："你怎么可能反对母乳喂养呢？"他们知道我当时还在给孩子哺乳，况且母乳喂养是那么健康、纯净，又对孩子身体好……

问题在于，我并不反对母乳喂养，我反对的是母乳绑架。我反对用某个特权群体喂养婴儿的特定方法作为标杆，去衡量没有条件哺乳或者不想哺乳的那些人。我反对从医学文献中断章取义，以证明某个公共卫生问题的合理性。我反对用这个公共卫生问题来强迫女性哺乳、惩罚那些不哺乳的女性。我还反对政府制定相关政策，以期女性遵守母乳喂养这项道德义务——这意味着她们需要在上班期间吸奶。我还警惕着这样一种现象：悄然之间，母乳喂养实际上已被重新定义为人乳消费，母乳变成了在公开市场上经常出售且备受追捧的商品。另外，让我深感担忧的是，一些哺乳倡议把母乳喂养视为目的而非手段，忽略了广大母亲与孩子的需求、利益，甚至是生命。

　　本书旨在通过采访医生、政策制定者、哺乳倡导者、国际母乳会、WIC受益者、母亲，弄清楚美国的母乳喂养政策与政治的具体情况，探究我们走到这一步的历程。这是一次真诚的尝试，也是一种批评。我们不想走到这个地步，也不愿成为这样的人。

第一章

转变潮流：从奶粉到母乳

　　我还记得第一次见到别人哺乳的情景。我的朋友金半躺在医院的床上，抱着她刚出生一天的宝宝。孩子紧紧衔着妈妈的乳头，如饥似渴地吃着奶。金把一片卷心菜叶盖在另一只乳房上，以缓解乳房肿胀引起的热痛。房间里弥漫着煮熟的卷心菜的味道。金露出一副难以置信的神情。"真是没想到啊！"她之前也从来没见过别人哺乳，而且从来没想过要用上卷心菜叶。我们两个当时都才27岁，哺乳对我们而言犹如月球般陌生。

　　从整个世界的历史来看，当时的我们可以说是两个异类。20世纪初之前，大部分女性都给自己的孩子哺乳。早在公元前3000年，古人就经常召唤两位"泌乳女神"——巴比伦的伊什塔尔（Ishtar）和埃及的伊西丝（Isis）——请求她们赐予母亲充足的奶水。中东大地上出土了这两位女神的许多泥塑，考古学家据此推断，哺乳在当时备受推崇。成书于公元前16世纪的医学文献《埃伯斯纸草卷》中就有关于哺乳的建议，后来在埃及托勒密王朝统治时期，也有哺乳的记载。成书于公元前2世纪的印度医学文献《妙闻集》中有一条关于哺乳的具体说明：母亲应在孩子出生后第五天开始哺乳。现代医学之父希波克拉底（约前460—前

377）简要地写过哺乳方面的内容，著述颇丰的希腊医生索兰纳斯（活跃于公元2世纪）写过一部医学专著，其中有23章的内容讲了育儿、喂养婴儿、出牙、儿童疾病。在秘鲁，考古学者也发现了女人给孩子哺乳的泥塑，这些泥塑由古代秘鲁莫切人制作，最早可追溯至公元1年。

总之，从来没有哪个时代的女人不给孩子哺乳。不过，也从来没有哪个时代的所有女人都给孩子哺乳——这一点也许更让人感到意外。如今人们普遍认为，只有少部分女性无法泌乳——至少哺乳主义者是这么想的。然而，从历史记载来看，情况并非如此。自古以来就不乏"泌乳衰竭"的疗法。《埃伯斯纸草卷》给出的建议是，用温热的剑鱼骨蘸上油，擦拭患者背部。如果还不奏效，那就请个乳母。订立于公元前18世纪的古巴比伦《汉穆拉比法典》中就有管理乳母的法规。

《圣经》也着重提到了哺乳与乳母，其中最有名的段落出现在《出埃及记》2:9，这一段讲的是法老的女儿从芦苇中救出摩西之后，雇了个女人来喂养他："法老的女儿对她说，你把这孩子抱去，为我奶他，我必给你工价。"希腊、罗马、埃及的古代文献也清楚地表明，在当时，乳母是受人尊敬的职业，有完善的组织和正式的契约。

古人也会用奶瓶来替代母乳喂养，不过这种情况比较少见。位于开罗的埃及博物馆藏有一个奶瓶，其年代可追溯至亚历山大时期。公元前1500年左右的陶制奶瓶也证明了古人曾用其他方法代替母乳喂养，至于这些瓶子里面装过什么，倒是没有文字记载。

另外，古代文献表明，人们雇用乳母不仅仅是因为有这个必要，也就是说，不仅是因为泌乳衰竭或产妇死亡。早在公元前950年，希腊就有一些上流女性雇乳母来给孩子喂奶。特权向来都起着关键作用。在埃及托勒密王朝统治时期，也有女性让奴隶给孩子喂奶。至少从13世纪开始，欧洲各地的王室都有雇用乳母的做法，这是为了维持王室女子的生育能力。最终，贵族家庭也纷纷效仿。到了19世纪80年代，对于出得起钱的家庭来说，雇乳母已经是很常见的做法了，比如简·奥斯汀的母亲卡珊德拉就把八个孩子都相继送到附近的一个村子，由乳母喂养，等孩子18个月大的时候才把他们接回家。

相比之下，美国的乳母就少得多了。美国殖民时期，女性基本上都会给自己的孩子哺乳，而且直到孩子度过生命中的第二个夏天之后才断奶。到了19世纪中期，母亲哺乳的银版肖像是亲人之间流传的一种珍贵纪念品，此类肖像中的女子有时会露出相当一部分乳房。历史学者吉尔·莱波雷（Jill Lepore）在《假如人生是一场游戏》（*The Mansion of Happiness*）一书中提出，当时的丈夫有可能把这些宝贵的肖像放在胸前的暗袋中。美国早期存在着反贵族的氛围，在这样的氛围中，亲自给孩子哺乳是一种荣誉的象征，是道德高尚的好母亲的标志。我的太奶奶是一个养牛场的场主，经常坐有篷马车从得克萨斯州到艾奥瓦州。她也亲自给奶奶哺乳，直到奶奶两岁时才断奶。

到了19世纪60年代左右，母亲们发现了一个喂养婴儿的新选择。由于种种原因而没有哺乳的女性也可以像前人一样雇用乳母，或者自己调制配方奶，把特定比例的牛奶、奶油、水和蜂蜜混合到一起。世界上首款商业化的婴儿配方奶发明于1867年，当时，据说药剂师亨利·内斯特（Henri Nestlé）用牛奶与小麦粉和糖的混合液救了邻居的孩子一命。之后，他就靠这个配方在瑞士的沃韦（Vevey）市创立了雀巢公司。如今，雀巢公司已发展为一家全球大企业，其产品包括配方奶粉、巧克力牛奶、咖啡、糖果，公司总部依然在沃韦。

莱波雷的研究表明，在19世纪最后的20年里，美国的哺乳率终于也开始出现了阶级差异——这种情况在欧洲早已有之。当时，美国人开始觉得哺乳这种行为不适合斯文的上流社会女士。虽然大部分工薪阶层的母亲仍然给孩子哺乳，但越来越多比她们富裕的母亲开始雇用乳母、使用配方奶。20世纪初，波士顿的一项研究表明，这种群体差别相当严重：有90%的工薪阶层母亲给孩子哺乳，而在中上层阶级中，这个比例只有17%。莱波雷还提到，母乳喂养的历史有个不同寻常的特点：这一长期存在的群体差别现在几乎完全对调了过来。如今，母乳喂养在中上层阶级中最普遍，而工薪阶层母亲和贫穷母亲大都使用配方奶——她们往往因此受到公众批评，有时还会受到惩罚。

在20世纪的大多数时候，母乳代用品得到改进，购买渠道更广，全社会的哺乳率因此大幅下跌。在1912年的芝加哥，只有39%的母亲完全用母乳喂养婴儿。20世纪20年代，家庭自制配方有了改进：人们在婴儿的饮食中添加橙汁或鱼肝油，从而降低婴儿患坏血病和佝偻病的概率。在接下来的20年里，可选择的范围似乎又扩大了，因为商家开始广泛供应淡炼乳，而且价格低廉。到了20世纪50年代，全美国有一半以上的婴儿吃的是淡炼乳配方奶。

我1965年出生时，母亲完全没想过要给我哺乳，一秒钟都没想过。她的朋友没有一个给自己的孩子哺乳，而她也觉得哺乳是一种落后甚至有点恶心的行为。医生给她注射了一种让奶水停止分泌的药，并推荐她给孩子喂配方奶。等她发现我对标准配方奶过敏后，就改用大豆配方奶喂我。哺乳从来不在她的考虑范围内。

那时候，配方奶喂养属于"科学育儿"的范畴。除此之外，科学育儿还包括：去医院分娩，而且要使用药物麻醉，以及严格按照四小时一次的频率喂养婴儿。医生之所以推荐配方奶，主要是因为母亲可以准确得知婴儿吃了多少，这也体现了定量化的大趋势。许多医生还会让母亲在喂婴儿之前和之后各测一次他们的体重，以掌握他们的摄入量。20世纪中叶的大部分美国人认为，配方奶喂养是一种现代而新颖的喂养方式，甚至还觉得配方奶喂养很高级。从社会角度来看，它解放了母亲，让普通母亲有了一定程度的自由，而在此之前，这种自由只有上层阶级才能享有。

尽管如此，但并非所有女人都欣然接受这种新自由。全国各地依然有少部分人抵制配方奶。如果说哺乳主义有起源故事的话，那故事的主角就是于1956年创立国际母乳会的七位信仰天主教的家庭主妇。1956年的一个夏日，玛丽·怀特（Mary White）与玛丽安·汤普森（Marian Tompson）在基督教家庭运动的一次野餐会上一起给各自的孩子哺乳时，产生了一个想法：建立一个支持母乳喂养和"自然育儿"的组织。随后，两人与另外五位志趣相投的母亲在怀特家见了第一面，她家在伊利诺伊州一个叫"富兰克林公园"的村子里。这七位女士一起确立了共同的使命：为那些对母乳喂养和自然分娩感兴趣的新妈妈提供支持、鼓励，以及相关信息。她们借用了佛罗里达州圣奥古斯丁市一座雕像的名字来给这个新组织命名："奶水充足、分娩顺利的夫人"（Nuestra Señora de La Leche y Buen Parto）。国际母乳会的七位创始人都有非常丰富的育儿经验：她们总共生了56个孩子。

国际母乳会的核心使命是倡导母乳喂养，目标是把育儿的任务还给母亲，并用一个由母亲组成的互助团体来取代儿科医生作为专家的角色。国际母乳会反对冰冷、没有人情味的科学育儿理念——因为这种理念让母亲任由医生摆布——而竭力主张赋予母亲权利的"自然主义"，也就是让母亲掌控自己的身体与家庭、接受自然的身体机能，而要做到这一点，最主要的方法就是哺乳。在大多数家长都热衷于用配方奶喂养孩子的年代，国际母乳会显然是个异类，但它依然得以稳步发展。从1956年七个朋友组织的首次会议开始，国际母乳会于1961年发展到拥有43个团体，1966年迅速增至430个，1971年扩大到1260个，而到了1976年，该协会已经有了大约3000个团体。

有历史学者认为，国际母乳会之所以大受欢迎，是因为它接受了许多激发女权运动复苏的原则。国际母乳会秉承的自然主义以及它对医疗机构的普遍怀疑，都符合那个时代的反主流文化思潮。1971年，女权组织"波士顿妇女健康写作集体"（Boston Women's Health Book Collective，下文简称写作集体）出版了第一版油印装订的《女性与身体》（Women and Their Bodies），这是迄今为止最全面、影响力最大的批评医疗机构的女权刊物之一。从那时开始，国际母乳会似乎就和现代女权主义大致站在了同一阵营。

《女性与身体》由12名女权活动者共同撰稿，以非正式的形式销售了两年。由于极受欢迎，这本小册子最终由西蒙与舒斯特出版公司买下，于1973年重新发行，改名为《身体与自我》（Our Bodies, Ourselves）。《身体与自我》讨论的问题非常广泛，包括节育、堕胎、分娩、性卫生、性取向、更年期、性别认同、心理健康，等等。这份刊物至今仍然被许多读者推崇为女权主义经典作品，最近一版发行于2011年。

和国际母乳会的创始人一样，《身体与自我》的作者也下决心要从医学专家手中夺取对女性身体的控制权。"写作集体"的组织者南希·米里亚姆·霍利（Nancy Miriam Hawley）是一名社会活动家，她在"写作集体"成立数年后解释道，她们当初之所以组建这个团体，是因为受够了男医生的说教和命令。"社会不鼓励我们提问，而是让我们依赖所谓的专家。我们感到气馁、愤怒，因为我们对于自己的健康问题没有发言权。我们得不到需要的信息，所以才决定自己去找。"《身体与自我》有意将女性健康视为政治与社会问题，而非严格的医学问题。它基本上没有写到母乳喂养——21世纪的读者想必会觉得不可思议，因为母乳喂养在这个时代已经成了广受关注的话题。《身体与自我》只给了一条相关建议：如果"你的医生不能帮你解决哺乳问题"，那就去咨询国际母乳会。

催生《身体与自我》的女权浪潮又是如何出现的呢？是因为贝蒂·弗里丹（Betty Friedan）1963年的超级畅销书《女性的奥秘》（*The Feminine Mystique*）。弗里丹认为，大量生活在城郊的家庭主妇因为艰苦而单调的家务和带孩子的任务而感到抑郁，她们的生命被浪费了。那一代女性感到疑惑：这就是生活的全部吗？

国际母乳会的创始人并没有抑郁的迹象，但从其他方面来看，她们代表着贝蒂·弗里丹所反对的一切。她们住在芝加哥的一个小郊区。她们认为，女人应该多生孩子——光是怀特就生了11个——在家里照顾家人是女人的本分。她们还坚信，孩子的健康快乐主要取决于母亲对孩子的感情和关注。她们提醒母亲不要让孩子依赖奶瓶，还建议母亲避免使用其他可作为"母亲替代品"的现代便利用具，如安抚奶嘴、高脚凳、婴儿车、游戏围栏。从国际母乳会的角度来看，当好母亲是一项全职工作。国际母乳会不鼓励母亲外出工作，而鼓励母亲把照顾孩子排在家务和外表的前面。当时的女性喜欢看《美好家园》（*Better Homes and Gardens*）这份家居杂志，并对自己整洁的家引以为荣，而国际母乳会的母亲们却会说，她们家里乱七八糟，这说明她们重视的是"人"，而非"物"。

至少在一段时期内，国际母乳会的理念有反主流文化的倾向，这使得该协会背离了美国的主流社会。但国际母乳会从成立伊始就非常保守，与嬉皮士组织和女权组织八竿子打不着，虽然它至少在初期是这两个群体的盟友。1973年，在具有里程碑意义的"罗伊诉韦德"案中，最高法院裁定堕胎合法，而在此之前的几年里，关于堕胎的争论已经热火朝天，也正是在这个时候，女权运动和国际母乳会之间出现了最大的鸿沟。第二波女权主义者使用的口号包括"个人即政治"，她们把堕胎权、生育权等当作核心诉求。她们坚信，解放女性首先在于解放女性的身体，争取女性的选择权是她们的重点努力方向。

1971年，堕胎逐渐成为美国政治中最紧迫、分歧最大的焦点问题之一，国际母乳会也因内部的意见分歧而四分五裂。国际母乳会的所有领导都是天主教徒，因此都坚决反对堕胎，但她们的分歧在于，国际母乳会是应该正式表明反堕胎的立场，还是应该保持沉默。怀特坚持认为她们应该公开立场。"如果我们一边说着想要帮助母亲和孩子，一边又保持沉默，纵容杀害小生命的行为，那我觉得我们就是两面派。'不表态'就是一种表态，说明我们不关心这个问题。我觉得我们应该关心这个问题。"有一部分创始人赞同她的意见，而其余创始人则认为国际母乳会应该避开有关堕胎的争论。

七位创始人投票决定应该采取哪种做法，结果是四对三，支持表明反堕胎立场的一方输了。输方并没有气馁，而是在几个月后将这场论战公之于众。1971年的国际母乳会大会于芝加哥召开，会上，怀特恳请国际母乳会"表明立场支持所有的母亲，以及她们未出生的孩子"。虽然全场听众起立为她鼓掌，但委员会随后便通过了一项动议，"规定任何在国际母乳会的活动中提起堕胎话题的成员将被立即开除"。

国际母乳会还表明了一种强烈的原则性立场：反对女性外出工作。该协会的书籍《母乳喂养的女性艺术》（*The Womanly Art of Breastfeeding*）的首个活页版出版于1958年，这本书明确要求母亲在家陪孩子。国际母乳会的成员都没有工作，而且只有全职母亲才有资格当选团队领导。就连协会手册的1981年修订版也强烈建议母亲在家带孩子："如果有哪位母亲打算在外面工作，我们会恳求她尽量不要这样做。"

然而，到了20世纪80年代初，这种反对工作的立场开始影响国际母乳会的成员数量。1975年，在孩子不到一岁的美国母亲当中，有31%的人参与有偿劳动；1980年，这个数字达到了

39%；1987年，在孩子不到一岁的美国母亲当中，有52%的人外出工作。由于会员数量和组织经费双双减少，国际母乳会的领导做出了如下"战略性决定"：不再强烈反对母亲出去工作，并对本组织的使命作出调整，以解决那些想要把工作和哺乳结合起来的母亲所面临的阻碍。国际母乳会的会议和出版物开始讨论这样的话题："把孩子送去托儿所之前要做什么准备？""如何选购吸奶器？""哪种断奶方法最简便？"但即便到了20世纪90年代中期，该协会的文献依然明确指出，在家带孩子是最理想的模式。直到今天，你在国际母乳会遇到的大多数女性依然都是全职母亲。

在创立之初的15年里，国际母乳会显然处于边缘地位：作为倡导哺乳的组织，它所面对的美国哺乳女性的数量却在稳步下降。1956年，32%的美国女性给孩子哺过乳；1971年是最低点：仅有24%，而且只有5%的女性在孩子六个月大时仍在哺乳。

原因不难理解。哺乳女性数量减少的同时，步入职场的母亲越来越多。也许更重要的原因在于，人们认为配方奶安全、健康，可以替代母乳，多数医生也推荐配方奶。当时，关于母乳喂养的潜在益处的研究还很少（相关研究直到20世纪70年代晚些时候才开始），大部分医生只关注配方奶喂养，不知道如何帮助想给孩子哺乳的母亲。

伊迪斯·怀特（Edith White）就遇到过这种医生。我之所以去找她，是因为她是母乳喂养事业的早期参与者，投身这项事业数年之后，因为见到了种种倡导哺乳而不顾孩子的健康与生命的行为，她心灰意冷。我找到她的时候，她正要踏上一场漫长的旅程——从亚利桑那州开车到俄勒冈州。

1965年，伊迪斯·怀特嫁给了唐·蒂贝茨（Don Tibbetts）。那时候，她还是个年轻的理想主义者，一心想做个好妻子。她跟随新婚丈夫从马萨诸塞州来到伊利诺伊大学厄巴纳-香槟分校的研究生院，为了维持两人的生活，她去做了一名二年级教师。

1968年，两人的第一个孩子安德鲁出生，伊迪斯觉得应该给他哺乳。在她家乡波士顿的亲友当中，母乳喂养仍然很常见，而在远离家乡的地方，她需要医生的建议。后来她回忆道，这些医生简直一窍不通。"现在回想起来，我当时的遭遇也是我们这代人给自己第一个孩子哺乳时常有的经历，而且我们的孩子还是健康、足月、正常的婴儿。我那两个男医生给的建议完全是帮倒忙。产科医生让我服用大剂量的避孕药，但是从生理学的角度来看，避孕药不利于乳汁分泌。然后儿科医生又跟我说，要每隔四小时给孩子喂一次奶。"现在我们知道，无论是服用雌激素避孕药，还是严格按照四小时间隔喂孩子，都很可能让乳汁分泌不充分。两个月后，伊迪斯因为饱受打击而放弃了哺乳。孩子老是在喂奶的时候又叫又闹，而且伊迪斯也担心自己的奶量太少。"反正就是行不通。"

1971年，伊迪斯怀上了第二个孩子克里斯托弗。那时候，一家人已经搬到了费城。虽然第一次的失败让伊迪斯感到失望，但她仍然坚持要给第二个孩子哺乳。不过，这一次她鼓起勇气，没再去医生的办公室，而是去了一个叫"大费城分娩教育与哺乳母亲"（Childbirth Education and Nursing Mothers of Greater Philadelphia，下文简称哺乳母亲）的组织，该组织开设有分娩、哺乳等课程。"那时候我才第一次了解到怎样哺乳。我还了解到，频繁哺乳可以让奶水保持充足。"通过这些课程以及与各位哺乳母亲的交谈，伊迪斯意识到，之前的男医生给她的建议并不可取。是他们的无知导致她的第一个孩子没吃上母乳。等到她与别的母亲建立联系之后，一切都变了："在一次半小时的会面中，她们基本上把我需要知道的事都告诉我了！"于是，伊迪斯让第二个孩子吃上了她的奶，时间长达18个月，而且没再回学校教书。

"哺乳母亲"这个组织给伊迪斯留下了深刻印象，于是她开始给该组织当志愿者，最终经过培训成了一名哺乳倡导者。她告诉我，"哺乳母亲"之所以吸引她，是因为它和国际母乳会一样，都致力于倡导母乳喂养，但它没有国际母乳会的那种宗教和道德上的保守主义。

"就国际母乳会而言，它的创始人都是天主教徒，她们因为生了11个孩子或者7个孩子而觉得特别光荣。她们和宝宝睡一张床，不断给孩子喂奶。另外，她们还比较反对节育。'哺乳母亲'就相对开明得多，所以我和她们比较合得来。我在那里接受了培训，主要是给新妈妈提供帮助、回答她们的问题、给予她们精神上的支持。"伊迪斯在这个组织中的地位逐渐上升，后来还当上了地区顾问，沉浸在她现在所说的"哺乳哲学"当中。1974年，她的女儿艾米出生，当时她已经是母乳喂养的忠实信徒，所以她给艾米哺乳两年半之后才断奶。用现在的话来说，她成了坚定的哺乳主义者，也就是说，她坚信母乳喂养是每个人最好的选择。

伊迪斯成为哺乳主义者的历程和许多同时代的女性一样。第一次哺乳的失败引发了她的个人危机，她感到气馁，因为医生不能帮她弄清楚该怎么给第一个孩子哺乳。成功给第二个孩子哺乳之后，她认识到"哺乳母亲"这类组织的重要性。如果没有这些草根团体，女性的信息来源就只能是医生，而大部分医生都是男性。她坚信女性应该更好地掌控自身健康，于是便投身到了这项事业中。

伊迪斯进入哺乳倡导者的圈子时，这个圈子正好开始闻名于世，而且正在动员世界各地的女人和男人。1970年，全世界有1100万名婴儿不足一岁就夭折。这些婴儿多来自非洲和东南亚，在这两个地区，平均每年每1000名婴儿中就有近130名死亡。那一年，光是印度就死了260万名婴儿。

也正是从1970年开始，人们才有可能获取世界上大部分地区的婴儿死亡率的可靠数据。浮现出来的可怕数据迅速登上了新闻头条，引起了包括世界卫生官员、政府首脑、国际机构和世界各地公民在内的各方关注。记者们前往那些最贫穷的国家，把这一年惊人的婴儿死亡数目——1100万——转换成了令人心碎的故事，拍下了被病痛折磨的婴儿的图片：硕大的眼睛、肿胀的肚子、萎缩的四肢。当时，纽约和洛杉矶的全部人口加在一起都还不到1100万。这简直是一场大屠杀。

当然，1100万名婴儿夭折的原因有很多。在苏联，多数婴儿死于肺炎及其他呼吸道感染。疟疾、麻疹、受伤、婴儿猝死综合征也造成了许多婴儿死亡。但是在婴儿死亡率最高的非洲和东南亚，营养不良和腹泻在当时是婴儿死亡的最主要原因。

这个问题受到全世界关注后，人们就不难把配方奶喂养与死于营养不良和腹泻的婴儿联系起来。20世纪六七十年代，很多发展中国家正在经历社会学者称之为"现代化"的过程。在这些国家中，父母背井离乡，来到城市找工作。他们往往把年幼的孩子留给爷爷奶奶或者外公外婆照顾，或者带着孩子一起走，工作的时候就把孩子交给看护人。在城市里，他们接触到了新的观念和生活方式，从而成为现代社会的成员——婴儿配方奶粉就是这些新生活方式中最突出的元素之一。

配方奶粉公司很快就意识到，发展中世界剧烈而广泛的社会变迁给配方奶粉打开了一个广阔的市场。为了占领国际市场，雀巢公司飞快扩张，在发展中国家建工厂，在世界各地开设销售中心。1981年，全球配方奶粉市场的估值为20亿美元，雀巢占了其中50%的份额，另外50%由三家美国公司雅培（Abbott

Laboratories）、百时美（Bristol-Myers）、美国家庭用品公司（American Home Products）[1]瓜分。

雀巢公司积极地从多方面进军这些新兴市场。宣传配方奶粉有益健康的印刷广告和广播广告几乎无处不在。在巴西，广告中最常见的产品依次是香烟、肥皂、配方奶粉。为了推广自己的产品，雀巢还采用了我们如今熟悉的一项策略：给新妈妈和准妈妈发放赠品。世界卫生组织估计，印度、尼日利亚、埃塞俄比亚、菲律宾四国每年收到的免费婴儿奶瓶约有500万个；平均下来，尼日利亚的每个诊所每年收到的免费配方奶粉多达8000罐。1975年，罗斯实验室[2]在一份内部销售手册中阐明了赠送配方奶粉的逻辑："假设有100名婴儿出院前使用的是某个品牌的奶粉，那么在出院后，大约有93名婴儿会继续使用该品牌的奶粉。考虑到这一点，去医院销售奶粉的重要性也就显而易见了。"

这一逻辑后来还催生了雀巢公司最有争议的销售策略之一，也就是所谓的"雀巢护士"。20世纪70年代，配方奶粉公司通常会雇用女性去看望医院产房和家中的新妈妈，让她们为这些新妈妈提供喂养、照料婴儿的建议。雀巢公司经常让推销员穿上浆挺的白色护士服，戴上类似于从前修女戴的那种头巾。这些"雀巢护士"一边帮助母亲应付新生儿，一边推销公司的配方奶粉，由

---

① 从2002年起，美国家庭用品公司改名为惠氏公司（Wyeth）。

② 罗斯实验室（Ross Laboratories），雅培的全资子公司。

此传达出这样一种错误印象：好像她们是独立的医疗专业人士，而非配方奶粉公司的员工。

没有确切数据能够衡量配方奶粉营销对配方奶喂养产生的影响，也没有确切数据可以表明配方奶喂养与婴儿死亡率上升之间的关联。不过，卫生官员赞同如下观点：20世纪六七十年代，"肠胃炎和营养不良的发生率显著上升，部分原因在于人们未能恰当使用婴儿配方奶粉和相关喂养器具，如奶瓶和奶嘴"。1981年，在《纽约时报》的一篇文章中，世界卫生组织总干事估计，"与母乳喂养不少于6个月的婴儿相比，母乳喂养少于6个月的婴儿在6—12个月大期间的死亡率要高出5—10倍。"

此类死亡的深层原因有据可查。首先，配方奶粉为粉末状，必须与清水混合。发展中国家的贫穷母亲往往无法获得清水，或者没办法烧水。由于没有现成的清水，她们只好使用河、湖、溪流、池塘和城市水龙头中被污染过的水。她们不仅用这种水来调制配方奶，还用其清洗奶瓶。1979年，印度尼西亚的研究人员在婴儿奶瓶中发现了来自水中粪便微生物的"严重污染"，从而得出结论：用奶瓶喂养婴儿应被列为"高风险"行为。

另一个问题在于成本。如果母亲一开始就用免费配方奶喂孩子，那她们自己就有可能没有奶水了，这样的话，她们就只好依赖配方奶，而且在用完免费的奶粉后，就得自己花钱买奶粉。这种配方奶粉贵得吓人，甚至可能花去一个贫穷家庭30%—50%的收入。为了稍稍降低高昂的奶粉支出，贫困母亲常在奶中多兑水，这样一罐奶粉就能用得久一点。1979年在印度尼西亚开展的一项研究发现，只有四分之一的母亲调制的配方奶接近推荐的浓度。孟加拉国的一名医生表示，许多婴儿吃的"奶"其实和"白开水"差不多。牙买加的一位母亲带着她饥肠辘辘的双胞胎孩子来到一家诊所，她说自己用一罐奶粉喂了两个孩子两星期——本来应该只够喂两天。

还有的母亲为了省钱而把没喝完的奶存着。一位在亚马孙雨林地区与秘鲁的印第安人共事的护士解释道，如果婴儿没喝完瓶子里的奶，母亲就会把奶留到下一次喂。"在热带国家，如果你在室温下储存配方奶，里面就会滋生大量细菌。这样的话，奶瓶就变成了致命的物品。"

1973年，婴儿死亡与配方奶喂养之间的关联由英国杂志《新国际主义者》（*The New Internationalist*）首次公开。该杂志上刊登的《婴儿食品悲剧》一文尖锐地记述了配方奶喂养如何导致贫穷国家的婴儿营养不良、腹泻，甚至死亡：在这些国家，人们无法获取洁净的饮用水，看不懂说明书，也买不起足够的配方奶粉。

雀巢对这篇文章的回应是：邀请记者和社会活动者去参观公司的瑞士总部，努力向他们解释雀巢解决婴儿营养问题的方法。后来发生的事表明，这个做法大错特错。麦克·穆勒（Mike Muller）来自英国非政府组织"对抗贫穷"（War on Want），他接受了雀巢的邀请，之后发表了一篇对配方奶粉产业的揭露性报道，题为《婴儿杀手》。雀巢公司企图把它在第三世界的销售行为伪装成对婴儿健康的真诚关注，而穆勒透过这层伪装，看到了雀巢只顾攫取利益的自私嘴脸。在这篇报道中，穆勒不仅声称配方奶粉正在杀害贫穷国家的婴儿，还表示配方奶粉公司对这些婴儿的死负有责任，因为这些公司通过强硬的"商业推广"，让穷国对配方奶粉的需求越来越大。

穆勒的报道最初以小册子的形式发表，原文为英语，由"对抗贫穷"组织发售，每份35便士。报道的德文译本问世之后，引发的关注比此前高了很多。德文译本将标题改为《雀巢杀害婴儿》，雀巢公司因此提起了诽谤诉讼。为了给自己辩护，小册子的作者从发展中国家收集了各种报道、医学研究、书面证词、目击者叙述——这些文件后来成了持续不断的反对婴儿配方奶粉营销运动的源泉。

1976年发生的一件事再次掀起了这场运动的新浪潮：美国的宝血女修会（Sisters of the Precious Blood）起诉百时美公司在发展中国家采取不道德的营销行为。此案达成庭外和解，要求百时美公司承认这些营销行为。随后，1977年，美国非政府组织"婴儿配方奶粉行动联盟"（Infant Formula Action Coalition）发起了对雀巢的抵制，此次运动很快蔓延到加拿大、澳大利亚、新西兰，其主要目的在于限制雀巢的营销范围：禁止面向消费者的直接营销、禁止发放赠品和传单、禁止将推销员假扮成医疗从业者。此次运动呼吁消费者抵制雀巢的所有产品，直到它遵守这三项要求为止。在现代母乳喂养的历史上，这次抵制运动是一个重要的里程碑。

伊迪斯回忆道，抵制雀巢的运动重新掀起了倡导哺乳的热潮。越来越多的美国人了解到雀巢在发展中国家肆意推广配方奶粉、损人利己的行为，于是美国民众整体上更加赞同母乳喂养。"大费城哺乳母亲"宣传过抵制雀巢的运动以及各大配方奶粉公司的信息，而伊迪斯还记得她当时的看法。她说："这件事当然轻而易举！我们当然相信这些配方奶粉公司做得不对！去杂货店的时候，我们当然会查看商标，确保不会买到雀巢的产品！"虽然"哺乳母亲"主要是在地方的社区里做宣传，但该组织的成员愈发觉得自己正在参与一项宏大的事业。哺乳倡导行动获得了新的意义与关注，这项行动对参与者的要求正好可以用当时的一句强有力的左派政治口号来概括："胸怀世界，立足当地。"

与此同时，国际母乳会正在飞速发展，包括位于美国的总会以及国外的几个分会。其他哺乳倡导团体，比如"哺乳母亲"，也在全国各个社区中大量涌现。此外，美国的哺乳率有史以来首次开始上升，从1971年的24%提高到1975年的33%，再到1980年惊人的54%。公众对母乳喂养的兴趣和相关讨论，以及为哺乳母亲提供的社区支持，把母乳喂养从美国育儿方式的边缘拉回了主流。

母乳喂养重新受到重视，这对WIC造成了未曾预料到的影响。1974年，美国农业部发起该计划，旨在给处境困难的家庭供应食品。从一开始，鼓励女性哺乳就是WIC顾问们的一项任务，但根据伊迪斯的说法，这些顾问似乎极度欠缺完成这项任务的能力。伊迪斯表示，第一代WIC顾问是年轻的中产阶级女性，拥有营养学学位。"这些顾问一般20多岁，刚从大学毕业。她们对哺乳的种种益处了如指掌，工作起来也很卖力。"可是在和WIC的救济者接触时，她们常常束手无策。"WIC的客户可能是一个怀着第五个孩子的女人，而一名24岁的营养师却要告诉这位妈妈，孩子应该吃些什么，应该怎么给孩子哺乳。"WIC顾问极度缺乏生活经验，基本上不知道如何协助母亲哺乳。她们当中很少有人生过孩子，有过哺乳经验的人就更少了。她们拥有的只是鼓励母亲给孩子哺乳的上级指示，以及培训这些母亲的资金。

在费城地区，WIC顾问开始寻求伊迪斯所在组织"哺乳母亲"的帮助，请对方提供哺乳咨询服务和哺乳宣传方面的培训。由于没有足够的资源，"哺乳母亲"当时还无法回应所有这些请求，不过伊迪斯和一位朋友开始以独立承包人的身份提供培训课程，最终两人成立了一家公司，给WIC顾问上哺乳课。她们经营这项业务长达约20年（大概是从1976年到1996年）。伊迪斯估计，她们总共向全国各地大约10 000名WIC雇员传授了哺乳技巧和常见问题的解决办法。

人们对母乳喂养知识与建议的需求不断增长，这是伊迪斯在地方上所体会到的，而与此同时，全国乃至全世界对母乳喂养的兴趣也在提高。1976年，德国电影制作人彼得·克里格（Peter

Krieg）发行了一部叫作《奶瓶宝宝》（*Bottle Babies*）的小型独立电影，讲的是肯尼亚有一些吃配方奶的婴儿死于营养不良。美国母乳喂养宣传的另一个里程碑事件发生于1978年：来自马萨诸塞州的民主党参议员爱德华·肯尼迪（Edward Kennedy）召开了一场关于婴儿食品销售的参议院听证会。在这场电视转播的听证会上，发展中国家的医生和护士提供的证词让无数电视机前的美国观众痛心不已。接着，在参议员肯尼迪的不断质问之下，雀巢的一名高管勉强承认，不应该让缺乏洁净饮用水的地区的母亲使用配方奶粉。

肯尼迪召开的这次参议院听证会意义重大，它提高了抵制雀巢运动在国内的影响力，也促使全世界的卫生组织采取行动来降低配方奶粉喂养的危险。一年后，也就是1979年，世界卫生组织和联合国儿童基金会召开会议，考虑制定一套营销守则，具体规定公司在推广和销售婴儿配方奶粉的过程中能做什么、不能做什么。一部分参会者联合起来，组建了国际婴儿食品行动网（International Baby Food Action Network）；该组织起草了前文提到的销售守则，为让守则得到施行而积极活动，并负责监督婴儿食品行业是否遵从该守则。1981年，世界卫生大会通过了《国际母乳代用品销售守则》（International Code of Marketing of Breast-Milk Substitutes）。该守则规定，禁止直接向消费者宣传婴儿配方奶粉，禁止发放诸如配方奶粉、奶瓶、带有公司标识的笔、处方笺等赠品，禁止让推销员伪装成医疗从业者。只有美国投票反对该守则。

从那时起，这套守则以及前文提到的抵制运动就一直困扰着雀巢公司。经过三年的持续抵抗，雀巢终于顶不住社会活动者和各大国际卫生组织不断施加的愈发强大的压力，于1984年缴械投降，同意在发展中国家实施该守则。开展了六年的抵制雀巢运动随即暂停。但好景不长，四年过后，监督人士发现有的配方奶粉公司依然违反守则中的规定，于是抵制雀巢的运动又开始了，而且竟然一直持续到现在——根据公民社会活动家安沃·法扎尔（Anwar Fazal）的说法，这是历史上时间最长、范围最广的消费者抵制运动。

与母乳喂养相关的社会活动以及抵制雀巢运动，提高了母乳喂养在国际卫生组织中的地位。世界卫生组织和联合国儿童基金会从20世纪80年代初开始推广母乳喂养，将其作为应对婴儿死亡和儿童疾病的一项关键措施，许多地区卫生组织也纷纷效仿。几乎在一夜之间，倡导母乳喂养就成了许多机构的头等大事。1982年，联合国儿童基金会发起了一项重要的新倡议，叫作"儿童生存与发展革命"（Child Survival and Development Revolution），而推广母乳喂养就是该倡议的四大战略支柱之一。在1985年的年度报告中，联合国儿童基金会描述了它在世界上最穷的一些国家采取的哺乳协助策略，并敦促人们继续提防配方奶粉来袭。联合国儿童基金会甚至在1984年和1985年发行了支持母乳喂养的邮票。

20世纪80年代中期，母乳喂养取得了主流地位，推广母乳喂养也成了国际卫生组织的一项主要任务。国际母乳会多年的倡导工作终于有了回报：公众舆论的潮流开始转向支持母乳喂养。在这一转变中，抵制雀巢的社会活动无疑是最显眼、最重要的里程碑，但此类活动之所以成功，很大程度上要归功于起支撑作用的社会背景和组织背景，即地方上支持、倡导母乳喂养的团体和组织网络。总的来说，全世界的潮流都转变过来了，包括美国。

第二章

哺乳：社会共识

抵制雀巢运动过后，母乳喂养获得了新形象：短短十年里，它从限制女性自由的陈规陋习，转变为一项关乎道德与政治的重要活动，这项活动能够保护容易受到伤害的母亲和孩子，避免他们被"贪婪"的公司侵害。在对抗全球贫困与饥饿的过程中，母乳喂养还象征着团结一致。从那时起，这些正面的联想基本上未再遭到动摇，而且还得到了源源不断的科研的支持：这些研究证明，母乳喂养对婴儿的健康益处多多。这时候，母乳喂养具有相当强大的光环效应。像我一样给孩子哺乳的母亲肯定都知道这一光环效应在社会认可与道德地位方面意味着什么。

这样看来，哺乳率从20世纪70年代开始稳步攀升也就不足为奇了——从1971年的24%一路涨到了2014年的79%。母乳喂养成为共识，成为各个政治派别的美国人都拥护的普遍做法，或许也并不出人意料。反对母乳喂养近乎亵渎神灵。要是有人胆敢质疑母乳喂养的重要性，就有可能遭到辱骂、嘲弄。引言中提到的汉娜·罗森就是这样一个质疑者，她在《大西洋月刊》上发表过一篇文章，题为《反对母乳喂养的理由》（The Case Against Breast-Feeding）。

在美国，母乳喂养实际上已经不仅仅是一种喂养婴儿的方式了。它成了向世界展示你的身份和信仰的途径。美国至少有四个大相径庭的群体——女权主义者、原教旨主义者、雅皮士、嬉普士——将母乳喂养作为一套价值观与信仰的标志。也许并非所有人都接受母乳喂养，但对很大一部分人而言，母乳喂养相当重要。

第一代哺乳主义者从20世纪50年代末开始拥护、颂扬母乳喂养。对她们而言，哺乳即使不完全是一个女权问题，也是一个女性问题。国际母乳会明确强调，女性应当掌控自己的身体，即便不去挑战男性的权威，也应抵制男医生的所谓专业知识。国际母乳会的创始人信奉天主教，她们认为女人就应当在家照看孩子，家庭的开销由工作的丈夫承担。但由于该协会强调女性有权选择如何喂养自己的孩子，她们传达的信息大致符合复兴的女权运动的思想——这场运动的主要目的在于扩大女性在诸多方面的权利。

学者往往把女权主义的历史划分为若干波浪潮。所谓的第一波浪潮中的女权主义者，比如妇女参政论者，从19世纪和20世纪早期开始为女性争取各种权利，包括选举权、担任民选职务的权利、财产的继承权和拥有权、充分的公民权。另外，她们还努力争取接受高等教育的机会、通常为男性预留的岗位、更高的报酬、离婚的权利等。她们主要是想表明，就能力与技能而言，女性与男性并无高低之分，因此女性应当享有与男性同等的权利。

　　1963年，贝蒂·弗里丹的著作《女性的奥秘》出版，引发了第二波女权主义浪潮。她在书中提出，女性之所以感到压抑，是因为她们在经济、精神、身体、智识等方面都屈从于男性。为了满足社会对理想化的家庭主妇的要求，女性被迫过着渺小的生活，没有机会发挥自己的潜能。弗里丹描述的是她和大学同学的共同遭遇。她出生于伊利诺伊州皮奥里亚（Peoria）县，1942年毕业于史密斯学院，获心理学学位，后来去当了一名记者，为左派和工会出版物工作。1947年，她和卡尔·弗里丹（Carl Friedan）成婚。怀上第二个孩子之后，时任UE新闻特约撰稿人的弗里丹遭到开除（UE新闻是美国电气、无线电、机械工人联合会发行的业界报纸）。此后，她就在纽约市郊的家里一边陪孩子，一边做自由撰稿人，日子过得显然不太开心。

　　职场平等是弗里丹关注的主要问题。对她们这一代女性而言，女性解放首先意味着经济独立，在家庭之外有一个能实现自己抱负的职业。数据显示，第二波女权主义浪潮促使大批女性走出家门，进入职场。过去50年里，由于第二波女权主义者的努力，女性距离实现与男性同工同酬又近了一步，赢得了尊重，而且在公司、医院、大学、政府中的职位节节高升，因此有了更大的权力。虽然还有很多问题需要解决，但女性已经突破了许多"玻璃天花板"。

　　不过，第二波女权主义追求的不仅是职场平等。贝蒂·弗里丹的很大一部分公共时间都耗在了与葛罗莉亚·斯坦能（Gloria

Steinem）的著名斗争中。两人互相较劲的根源在于她们对于女权主义者应当着手解决哪些问题、女权运动应该走向何处存在深刻的分歧。

斯坦能成长于俄亥俄州托莱多（Toledo）市，和弗里丹是史密斯学院的校友，不过比弗里丹晚毕业15年左右。毕业后，斯坦能也做了一名记者，兼职给《时尚先生》（*Esquire*）和《秀》（*Show*）①之类的杂志写文章，后来和别人一道创办了女权主义杂志《女士》（*Ms.*）。但与弗里丹不同的是，斯坦能关注的问题包括性骚扰、家庭暴力、"生殖权"（这是她自创的词）——这类问题的重点在于，女性要掌控自己的身体。斯坦能所属的第二波女权主义的这个分支通过巧妙运用"个人即政治"等口号，促成了许多改变，包括堕胎合法化；提高法定强奸罪的年龄；修改性同意定义；限制女性的性经历在法庭上的使用范围，从而减少性经历被用作不利于女方的证据的情况。

对于第二波女权主义者而言，女性的解放是一场性革命，宣告了女性的独特与力量。刚开始做记者时，斯坦能在纽约的花花公子俱乐部当"卧底"，在那里扮作一名兔女郎，然后写文章揭露兔女郎的悲惨境遇。其他女权主义者则狠狠批判法律、自由主义、文学、历史、科学、医学——"写作集体"就是批判医学的

----

① 一本关于电影与艺术的杂志，由美国富商亨廷顿·哈特福德（Huntington Hartford）创办于1961年。

一个女权组织。

女权主义者致力于揭露父权制的影响力，这让她们与投身黑权运动的黑人成为同盟，后者同样也在批判反对他们的体制。和黑人权利运动一样，妇女解放运动从根本上对白人男性的主导地位提出了挑战。1969年，斯坦能在《纽约》（New York）杂志上发表了一篇迅速走红的文章，题为《黑权之后，妇女解放》（After Black Power, Women's Liberation）。在此文中，斯坦能表明了这两个运动之间的联系。

平等不仅是获得包容，更是得到认可，这一点从"黑皮肤很美"（Black is beautiful）这句口号中就能看出来。对于非裔美国人而言，非洲式爆炸头就是他们独特性的标志之一。从前，有许多美容产品专门用于拉直非洲人那一头背负骂名的卷发，让他们的发型尽可能接近白人；而数十年过后，非洲式爆炸头却成了对抗主流、表达黑人自豪感的一种方式。

在一部分女权主义者看来，哺乳就是她们对抗主流、表达女性自豪感的方式。女权主义关注性事与生殖，而支持哺乳就是这其中的一项内容。从某种程度上来看，支持哺乳也就意味着批判以医疗手段介入怀孕、分娩、婴儿喂养——女性应当对生命中的这些常规事项有更大的掌控权。此外，支持哺乳也是为了表达对一种身体机能的自豪感，这种机能曾经备受侮辱。哺乳是只有女性能做到的事，而以前一些男医生却鼓励母亲用奶瓶给孩子喂配方奶，完全无视女性的哺乳能力。和堕胎问题一样，哺乳问题也让女权主义的主张——个人即政治——显得直接而有说服力。

对很多女人来说，哺乳仍然是获得力量的一种方式，它体现出女性身体拥有养育他人的力量。哺乳是对女性自豪感的表达，也往往用于表现女性的团结。在新一代的母亲当中，有很多人都是由事业成功的坚定女权主义者抚养长大。这些新一代的母亲不再兼顾工作与带娃，而是辞掉工作，在家带孩子，履行哺乳的权利——最后一点尤为重要。

尽管我们听说有很多女性离开职场去抚养孩子，但其实更多的女性仍然在尝试兼顾工作与照顾孩子，只不过当今一代职场女性采取的方式不同于她们的母亲。她们正在努力迫使职场和其他公共场所承认职场母亲的需求，并做出相应调整，以适应这些需求。比如说，如果一位女性在休产假期间参加工作会议，那么她可能会带着孩子进入会场。又比如说，孩子可能会在放学后去母亲的办公室，而不是回到空荡荡的家。一位母亲也许每周有两次需要在下午3:45下班，因为要带女儿去看足球比赛。女性做出这些选择，往往是为了反击人们的这种设想或期望：女性只有表现得好像没有家庭一样，才能在职场中晋升。

正是这条女权主义路线推动了为争取公共场所哺乳权而开展的活动。吉赛尔·邦辰和格温·史蒂芬妮这些身为母亲的名人有意让人拍到她们哺乳的画面，公共场所哺乳权因此成了热点话题。有的人批评她们是暴露狂，但其实并非如此；她们是社会活动者，此举是为了引起公众关注，传达一个宝贵的政治观点：女性有权选择喂养孩子的方式、时间、地点。她们想表达的是：女性的生活就是这样，要想养出健康快乐的孩子，就得这么做。请你们克服一下。

但奇怪的是，大部分当代女权主义的论述中都缺少对另一种权利的讨论：女性不哺乳的权利。几乎没有人把配方奶喂养当作一个女权问题。反对哺乳义务的人依然是少数，包括艾莉莎·夸特（Alissa Quart）[①]、汉娜·罗森、伊丽莎白·巴丹德（Élisabeth Badinter）[②]。这些少数派的存在恰恰说明，哺乳在多数人看来就是一项义务。"选择"这个词在第二波女权主义者的斗争中占据了突出地位，至今依然会引发关于堕胎和其他生殖权的争论，可是在讨论婴儿喂养的时候，这个词却不见踪影了。

许多中上层阶级的美国人是通过另一条途径致力于母乳喂养的，这条途径叫作亲密育儿法——当代最流行、实践者最多的育儿理念。1992年，威廉·西尔斯（William Sears）与妻子玛莎共同出版了《西尔斯亲密育儿百科》（*The Baby Book*）。截至2012年，此书已有18种不同语言的译本，卖出150万册。2012年某期《时代》（*Time*）周刊的封面文章《你算不算好妈妈？》（Are You Mom Enough?）引发了不少争议，文章写道："如果你在21

---

① 美国非虚构作家。
② 法国女权主义作家。

世纪生了孩子，那你很可能听说过《西尔斯亲密育儿百科》。无论是有意还是无意，你很可能也践行过从亲密育儿法中派生出来的某种做法，或者受到过亲密育儿法的启发。这种育儿法的宗旨是：母婴之间的亲密关系是逐渐培养出来的。"践行亲密育儿法的父母把哺乳这种单纯的喂养行为拔高成一种核心价值观和义务，视哺乳为某种育儿与生活理念的象征。

　　亲密育儿法是约翰·鲍尔比（John Bowlby）提出的依恋理论的一个分支，由儿童心理学家玛丽·爱因斯沃斯（Mary Ainsworth）使之闻名于世。它的基本理念如下：一个人要想正常发育，就要在童年时期与看护人之间形成牢固的情感纽带。爱因斯沃斯设计过一个叫作"陌生情境"的著名心理实验，用于评估亲子关系的质量。实验步骤如下：（1）一个孩子和她的主要看护人共同进入一间屋子；（2）一个陌生人进屋，与家长（看护人）和孩子交流；（3）看护人离开屋子；（4）看护人回到屋中，与孩子重聚。爱因斯沃斯表示，与父母形成安全型依恋关系的孩子会有如下表现：（1）家长在场时，孩子会自由自在地观察屋子，摆弄屋里的玩具，与陌生人交流；（2）家长离开屋子时，孩子会难过；（3）家长回到屋中时，孩子会开心地与家长重聚。如果孩子的表现不符合以上描述，就把他们与家长的关系归为焦虑—矛盾型关系、回避型关系或者混乱型关系。

　　要想确保孩子与你的关系不会变成这三种（其中混乱型关系是最糟糕的一种），关键是要采用亲密育儿法。婴儿出生前，父母就应该开始与其培养适当而安全的亲密关系，要做到这一点，父母需要体贴孩子、回应孩子发出的信号、在情感上陪伴孩子。婴儿尚在母亲子宫里时，父母最好就要开始对他说话、唱歌，给他放音乐，隔着母亲的肚子抚摸他、与他玩耍。有的父母会选择在家中分娩，这样的话，孩子就能在一个更加舒缓而温馨的环境中出生。婴儿从娘胎里出来后，应该马上把他放在母亲裸露的胸膛上，让母子之间肌肤相亲，这样婴儿就能从他所熟悉的母亲心跳的声音和节奏中获得安慰。另外，还应尽快让婴儿接触到母亲的乳头，好让他吃到母乳。如果婴儿在医院出生，护士最好稍稍推迟通常在婴儿出生后立即完成的事项（称重、测量、清洗、吸痰、采足跟血、注射维生素K），或者等婴儿吃奶或躺在母亲怀里时再做这些事，尽量不要打扰到婴儿。

不过，从医院回到家后，亲密育儿的真正工作才刚刚开始。《时代》周刊上那篇讲亲密育儿法的文章以一种故意不动声色的笔调描述了相关经历："波尔加住在丹佛地区。有好几个月，她每天就坐在客厅的沙发上给宝宝哺乳，从日出到日落。夜里，她也经常要起来喂奶，因为宝宝与她和她的丈夫丹尼尔睡在一起。"

亲密育儿法讲究的其实是一种心态，即尊重孩子，留意孩子的需求并对这些需求做出回应，始终如一地关爱、陪伴孩子。尽管如此，这种育儿法还是明确规定了某些不可违反的做法，其中最重要的一项便是哺乳。哺乳对于形成适当的亲子依恋关系至关重要，因为哺乳带来的亲密身体接触有助于母亲与婴儿建立情感纽带。一些亲密育儿专家认为，哺乳让母亲和婴儿更加合拍，从而使得母亲能够更直观地理解并回应宝宝发出的信号。这些专家不仅提倡哺乳，还倡导按需哺乳和宝宝主导式断奶。很多践行亲密育儿法的母亲一直到孩子开始学步了还在给他们哺乳。

亲密育儿法还包括一种叫"把宝宝穿身上"（baby wearing）的做法，指的是用背带把宝宝抱在胸前，让他依偎在你的怀里，而不是用婴儿车推着他走。瑞典婴儿用品公司"熊宝宝"（Baby Björn）生产过一款有名的固定式婴儿背带，但真正践行亲密育儿法的父母往往用一般的背带——其实就是布片，材质最好是有机棉，缠裹的方式复杂多样。我有个朋友曾经一天到晚都用背带抱着孩子——在厨房做饭的时候抱着、打电话的时候抱着、用吸尘器打扫屋子的时候也抱着。其他父母只是把背带作为婴儿车的替代品，在带孩子出门散步的时候使用，但在家里未必会整天用背带抱孩子。人们认为，用背带抱孩子是一种更贴近自然的方式，而背带上的装饰更加明确了这种观念：市面上流行的很多背带都装饰以具有民族特色的颜色和图案，这些颜色与图案来自亚马孙雨林或越南乡村这样的地方——在我们的想象中，这些地方的父母已经把亲密育儿法完美地融入日常生活。

亲密育儿法还要求亲子同眠，也就是说，母亲或者父母要和孩子同睡一张床。这样做的中心思想在于，育儿不仅是一项日间工作。宝宝无时无刻不需要照顾、安全感和舒适感。让宝宝获得安全感的最佳办法就是不分昼夜地陪在他身边，让他感受到温暖。这种亲密接触也让母亲更容易感知并回应宝宝的需求，宝宝饿了就能马上喂他。理想的情况是，宝宝永远不会独自醒来，永远不会发现自己被单独放在婴儿床里，哭喊的时候永远不会无人理睬。孩子长大一些后，践行亲密育儿法的父母通常还会让几个孩子同睡一张床，这是为了避免孩子因为独自入睡或独自醒来而产生心理创伤。

亲密育儿法不仅是一种育儿理念，更是一种生活方式，因为它需要很多时间和精力，风险也很高。真正的亲密育儿法需要一位家长（基本上都是母亲）把自己的大部分时间都用来带孩子，这样才能与孩子建立、培养安全型依恋关系。践行亲密育儿法的父母不会把孩子交给保姆照顾。我认识的很多母亲从来没把孩子交给保姆或者奶奶、外婆照顾过哪怕一次，即便孩子到了五六岁，也未曾有过例外。还有一些父母夸口说，他们每天都会哄孩子睡觉，没有漏掉过一天。在《时代》周刊的那篇文章里，一位家长骄傲地表示："晚上都没时间和朋友约会了。"

最近，我们看到了许多这样的新闻：从哈佛商学院或耶鲁法学院毕业的高学历女性放弃前途无量的事业，留在家里陪孩子。她们当中的一些人把读研究生和工作期间的竞争热情带到了抚养孩子的过程中。这些母亲之所以采用亲密育儿法，是因为此法有望培养出卓越的孩子，这种孩子比普通孩子更健康、更聪明、更有安全感。许多家庭都能够胜任这种程度的育儿工作，而且这样做似乎确实有利于一部分孩子，尤其是那些需要更多关爱的孩子。

然而，父母双方都在外工作的家庭绝对达不到这种育儿标准。这类父母通常实行的是打了折扣的亲密育儿法，一般来说，他们完全相信亲密育儿法的理念，但不愿或不能把整套方法践行下来。我把他们的做法称为"半吊子的亲密育儿法"，这其实也是我自己的育儿"理念"。我的女儿和儿子还小的时候，我在家待了数月。我经常给他们哺乳，虽然可能并没有做到他们每次一饿就有奶吃的程度；我经常让他们在我的怀里或者腿上打盹；我很少出门；我从没让他们哭过；我和他们说话、玩耍，关注他们的一举一动。就是到了现在，我也经常会陪其中一个孩子睡上小半晚。实话说吧，大多数晚上我都会陪孩子睡。

我做的一些事大体上符合亲密育儿法的理念，但可能有点走极端。我反对使用安抚奶嘴——我不想为了让孩子安静下来而往她嘴里塞一团橡胶。我反对的东西还有电动摇椅、平衡摇椅、学步车：凡是用来代替家长哄婴儿开心、减轻家长负担的产品，我都反对。另外，我还坚决反对给婴儿洗澡。我和丈夫在孩子们出生两三个星期后都还没给他们洗澡，因为我觉得洗澡会给婴儿带来精神创伤，而且我们应该让宝宝熟悉的子宫气味在他身上留存得尽量久一些，这样能给他带来安慰。这可真是"半吊子"呀。

不过，我和丈夫为孩子做的很多事情，是那些践行亲密育儿法的父母绝对不会做的。我们把孩子从医院带回来后，让他们睡的是我太奶奶传下来的一个木制摇篮，而不是我和丈夫的床，甚至也不是一张能通过消费者产品安全委员会（CPSC）认证的婴儿床。我们雇了保姆，这样我们就能单独出去吃晚饭。女儿两岁之前，我们有一次去巴黎待了五天，在此期间把她交给我母亲照顾。带孩子出门时，我们用的是手推车而不是背带。孩子不到一岁时，我就回到了工作岗位上——主要是出于自愿——同时把他们送去了日托所。我断定"自主断奶"不在女儿的计划之内，于是在她两岁时给她断了奶。我也没有等儿子"自主断奶"。另外，我不止一次没有陪伴孩子入睡，有时候甚至故意不去陪。

最近出现了抵制亲密育儿法的迹象，反对此法的人认为，它对父母提出了繁重且不现实的要求，让他们的生活失败不堪，如同一场奴役。法国哲学家、女权主义者伊丽莎白·巴丹德在《冲突：女性与母亲》（*Le Conflit: La Femme et la mère*）一书中指出，母亲是受到限制最大的一方，她们要陪孩子睡、给孩子穿衣服、全天候给孩子哺乳。博客作者、女权主义者杰西卡·瓦伦蒂（Jessica Valenti）在《为什么生孩子？》（*Why Have Kids?*）一书中表明，以亲密育儿法的标准来看，就连家庭主妇也会自认为是"坏妈妈"。职场母亲对自己的评价就更差了。亲密育儿法煽动了声名狼藉的"妈妈战争"——据说，在这样的"战争"中，职场母亲与家庭主妇互相较劲，力图证明自己的育儿法更胜一筹。

亲密育儿法还煽动了中产阶级母亲与工薪阶层母亲之间的

"战争"。它树立了一个好母亲的榜样，而只有那些待在家里、不愁生计的女性才有可能成为这种榜样。在亲密育儿理念的大框架下，哺乳作为一种道德义务受到人们的拥护，同时也是社会地位的有力标志。女性哺乳的目的之一就是维持这一地位，有时她们还会利用哺乳来与别人划清界限。我认识一位富有的家庭主妇，她曾说："如果她们不能照顾自己的孩子，那就不应该让她们生。"她所说的"照顾自己的孩子"指的是在家陪孩子、给孩子哺乳。作为亲密育儿法的核心，哺乳义务助长了一种丑恶的分裂：一方是有经济能力做全职母亲的女性，另一方是没法做全职母亲的女性。

《身体与自我》的前身——即名为《女性与身体》的油印小册子——至今还能在"写作集体"的网站上看到。在21世纪的第二个十年里阅读这部作品令人大开眼界，因为它具有极其浓厚而激进的政治色彩。这份女性健康宣言几乎完全无视医学和相关研究，而直接向读者展现其他女性的观点与经验。它把生殖、怀孕、分娩等话题视为根本的社会与政治问题，只考虑相关的权利和立法事宜，而不讨论呼吸练习或硬膜外麻醉。

这本小册子传达的政治观点、使用的行话都非常随意而激进，让人难以辨读。第一章的标题为"女性、医学、资本主义"，这章讲的是对女性身体的商品化、异化、征服，以及医学院和医学术语的"故弄玄虚"。作者不仅呼吁普及日托、延长产假和陪产假，还建议把所有工作都变成兼职工作，这样男人和女人就可以共同承担家庭责任和育儿责任，女人也可以在家庭之外寻求让自己获得满足感的职业。这本小册子卖出了很多份，于次年被西蒙与舒斯特出版公司看中并出版——尽管诸位作者对于把出版权卖给一家公司、叛投资本主义的行为感到有所疑虑。

当然，21世纪的进步左派与以往完全不同，他们考虑的主要问题也和从前大不一样。可以说，至少在美国，意在终结资本主义的斗争已经结束了。人们现在的斗争只是为了能看上病；阻止医学专家掌控病人身体的社会运动只是极少数人的奢侈狂欢。无论女人还是男人，他们关心的问题很可能是怎样找到工作、保住饭碗，而不是呼吁减少工作时间。在这样拮据、谨慎的氛围中，我们很少听到有关产假的讨论，遑论陪产假。女性呼吁政府通过立法来保护她们在工作场所吸奶的"权利"，而且她们还会小心翼翼地在这一权利与雇主的需求之间寻求平衡。20世纪六七十年代，左翼对资本主义的批判可谓大张旗鼓，而今只有少数学者和老年嬉皮士还在坚持。就连"占领运动"（Occupy movement）通常都被描述为对腐败和不平等的抗议，而非对资本主义的反抗。

如今，政治上有进步倾向的人不太可能自视为"阶级斗士"，而更有可能自认为"有社会良知"。他们如何表达这种良知呢？一般来说，并不是通过公开的政治行为，比如抗议或抵制，而更有可能是通过选择某种个人生活方式：吃本地的有机食品、买公平贸易咖啡、逛独立的小书店、练瑜伽、骑单车、回收利用垃圾、开混合动力车，当然还有哺乳。

　　这些生活方式的选择界定了左翼嬉普士的特点，而如今很多此类选择主要关乎消费。这些选择反映出对"个人即政治"这一原则的持续信奉，但它们似乎也表明，政治权力可以通过市场来行使，目的是促进更合乎道德的消费，而不是推动什么根本变革。

　　这并不是说此类消费选择没有表现出对企业经营的深刻批判。举个例子：有的人选择购买不含激素的草饲有机肉，因为他们担心激素和农药对健康的危害，但这样的选择也相当于对大型农业公司的农场经营方式提出了质疑——这些公司包括孟山都（Monsanto）、阿奇尔丹尼斯米德兰（ADM）、杜邦（DuPont），等等，它们利用转基因技术、化肥和农药、激素注射、工厂化农场经营、谷物喂饲，生产出大量食品。这些人的选择基于如下假设：饮食是一种政治行为，因为工业化、企业化的大规模农业几乎生产出了我们吃的所有东西，这种农业模式不仅危害我们的健康，也损害了周围的世界，包括自然环境、美国农村的社会结构，甚至牙买加、孟加拉国、加纳这些遥远国度，其农业生产方式和农民的生计都受到了影响。

　　购买公平贸易咖啡也是一种传达政治信息的消费选择。"公平贸易"这个词是对所谓自由贸易的批判。自由贸易促进了全球化，但人们普遍承认，它给富国带来的好处远大于穷国。地方上的食品运动也通过个人消费表达了政治信仰。在北美的每一座城市，当地食品运动都占据了突出地位；这些运动的发起者与支持者包括*Edible*^①之类的杂志、地方食品网站与博客、多家餐馆、人气爆棚的农贸市场。

母乳喂养也已成为"有社会良知"的美国人所做的道德消费选择的一部分。当然，这种情况从20世纪70年代发生抵制雀巢运动以来就一直存在。哺乳倡导运动把两件事联系了起来：一个是围绕全球贫困与婴儿死亡来开展的社会活动，另一个是对抗企业的贪婪以及不道德营销行为的斗争。虽然抵制雀巢运动针对的是配方奶粉给贫穷国家带来的危险，但该运动基本上是在发达国家开展的，而且它让我们继续保留了这样一种印象：母乳喂养不仅可以替代配方奶，也能够替代大企业。

母乳喂养还因为给环境带来积极影响而常常受到赞誉，例如2010年发布的《医务总监关于支持哺乳的行动呼吁》（*The Surgeon General's Call to Action to Support Breastfeeding*）就将"环境影响"作为选择母乳喂养的一大原因。人乳是一种"可再生资源"，而且母乳喂养可以"节省宝贵的全球资源与能源，从而减少碳排放量"。

"大自然母亲网"（www.mnn.com）致力于"自然世界、可持续社区、简单食物"——它将这三者归为"负责任的生活"。

---

① 字面义为"可食用"，是北美的一批独立运营的地方食品杂志。截至2013年，此类杂志共有81种，包括*Edible Brooklyn*（布鲁克林），*Edible Boston*（波士顿），等等。

该网站有一个网页写的是"从环保角度解读母乳喂养为何是最佳喂养方式"。还有一个致力于绿色生活的组织叫Care2，它也解释了为什么"母乳喂养是一个环境问题"。Care2不太关注母乳，而更关注配方奶粉产生的废物。一名组织者通过粗略计算表明了自己的观点，例如："光是在美国，每年就卖出5.5亿罐人工婴儿配方奶粉，这些罐子首尾相接后可以绕地球一圈半。"

其实，差不多所有致力于环保生活的组织都提到了母乳喂养与环境之间的关联。一名社会活动者如是说："毕竟，说到有机、本土、自然且免费的食物，你得承认人乳满足所有这些条件。"哺乳倡导团体也迅速建立了哺乳与环境之间的关联——她们知道，很多给孩子哺乳的女性也关心环境恶化、废物、温室气体排放等问题。一名自称为环保主义者的女子表示："我当初决定给孩子哺乳，这不仅是个人的决定，也是事关地球的决定。"

基督徒当中也出现了有魄力的哺乳倡导者。《圣经》里就有25处提到哺乳，比如《耶利米哀歌》4:3写道，不给孩子哺乳实在是残忍："野狗尚且把奶乳哺其子，我民的妇人倒是残忍，好像旷野的鸵鸟一般。"又比如，在《约珥书》2:16中，上帝在邀请众人参加公共集会时特别提到了哺乳的母亲："聚集众民，使会众自洁；招聚老者，聚集孩童和吃奶的。"《圣经》中有几处通过孩子是否已断奶来确定他们的年龄。在《帖撒罗尼迦前书》2:7中，使徒们将自己对上帝追随者的奉献比作哺乳的母亲对孩子的付出。另外，《圣经》还明确提到：拿俄米给孩子哺乳（《路得记》4:16）；有女人为摩西哺乳（《出埃及记》2:9）；撒母耳一直长到可以去耶和华殿的年龄才断奶（《撒母耳记上》1:23）——那时候他已经四五岁了。

　　我之所以熟悉这些引文，并非因为我是个细致的《圣经》学者，而是因为很多基督教母乳喂养网站上醒目地贴出了这些句子。各派别的基督徒——保守派、原教旨派、再生派、福音派——都引用这类句子来证明上帝对母乳喂养的支持和对哺乳母亲的称许。他们建议那些考虑给孩子喂配方奶的母亲去读《圣经》，因为《圣经》清楚地说明了为什么要给孩子哺乳。我用谷歌在短短20分钟内就找到了23个网站，大部分是宣传基督教育儿理念的，这些网站直接引用《圣经》，列出每一个提到哺乳的段落，以此来证明哺乳不仅是上帝的旨意，更是"他的神圣计划"之一。

　　许多基督教育儿网站还把哺乳当作智慧设计论的证据。智慧设计论是神创论者关于宇宙和人类生命起源的学说。它受到《圣经》启发，是宇宙大爆炸理论和进化论的替代理论。很多基督徒都相信《圣经·创世记》的说法，认为上帝真的按照他的形象创造了宇宙和人类。智慧设计论的基本观点是，宇宙和万物如此复杂，不可能是由自然选择过程创造的，所以肯定存在一个设计者；他们坚信，这位设计者就是上帝。

　　在《哺乳的设计》一文中，海蒂·宾厄姆（Heidi Bingham）

开门见山地写道："哺乳是上帝的设计。"宾厄姆自称是一位信仰基督教、在家教孩子的全职母亲，她的网站的主题是"基督徒的生活"。她提出了各种证据来证明自己的观点，比如"该隐出生后，上帝为了他而让夏娃的乳房里积满了乳汁，而不是在她的食品贮藏室里放一箱配方奶粉"。一个叫作"温柔的基督徒母亲"（Gentle Christian Mothers）的网站也持同样的看法："我们相信，母乳是上帝为了婴儿的营养而设计的。母乳不仅能消除婴儿的饥渴，还是安抚他们的良方。"

　　这些母亲利用智慧设计论的理念来支持哺乳，而"神创研究所"（Institute for Creation Research）则把哺乳当作智慧设计论的证据——该组织的目标是"用科学的方法来质疑支持进化论的观点"，从而"捍卫神创论、推翻进化论"。医学博士雷克斯·D.罗素（Rex D. Russell）在《婴儿营养的设计》（Design in Infant Nutrition）这篇研究论文中提出，母亲的乳汁随着婴儿需求的变化而变化。他写道，与足月婴儿的母亲的乳汁相比，早产婴儿的母亲的乳汁含有更多早产婴儿所需的营养物质。（顺便提一下：实际上并非如此。）他利用这个"证据"来驳斥"适者生存"的进化逻辑——他说，如果这个逻辑成立的话，那早产婴儿就不会存活下来了。最后他总结道："如此了不起的产物难道有可能是随机产生的吗？（虽说还受到大自然母亲，地球母亲，或者无数突变的操控）如果母乳不是从一开始就经过精心设计，人类早就灭绝了。人乳本身就传达了智慧设计的信息！感谢造物主！"对于一篇科学研究论文来说，这个结论不太寻常。

母乳喂养还被用来代表基督教右派的一个标志性议题：家庭由一个男人和一个女人组成，各自在婚姻中扮演着由性别决定的独特角色。这个议题的中心思想简单明了。"一对男女结婚后，就开始履行特定的职责。男人的职责是当一家之主，而女人要服从男人。丈夫对于家中之事负有责任，并拥有最终裁定权。"基督教赋予男女的职责以生物特性为根据，于是母亲就有两项职责：相夫、生子。哺乳是上帝反对同性婚姻的证据，也是履行上帝旨意的一种方式，因为它是婚姻中女方的特定职责。"上帝给女人制定的计划是做家庭和社会的养育者。当我们哺乳的时候，我们就是在接纳自己的女性身份。"

许多基督徒坚信，上帝为我们的人生做好了计划，而哺乳是这个计划中不可缺少的一环；同样，他们也相信，如果不给孩子哺乳，那恐怕就违反或颠覆了上帝的旨意。给孩子喂配方奶是一种罪过。"如果你心中有此想法，那请你问问自己为何想要用奶瓶喂孩子。"实际上，如果你想用奶瓶喂孩子，那你可能还偏离了基督教的另外一些家庭价值观。"如果我们心中抗拒女性的职责，即怀孕、分娩、哺乳，那这种抗拒就是同性恋的根源之一。"

为什么有无数基督教组织和网站都争相发表对哺乳的看法呢？一部分原因在于，教会和一些基督徒抵制哺乳，因为他们担心哺乳会让女人显得不够端庄，勾起男人的淫欲。

女基督徒到底应该照《圣经》的规定给孩子哺乳，还是为了避免显得不端庄而不给孩子哺乳？我在前文提到，教皇方济各最近参与了这个辩题，表达了对哺乳的支持。2015年1月，在西斯廷教堂的一次洗礼仪式上，教皇力劝天下母亲：如果孩子哭了，就"不假思索"地给他们喂奶。他还对记者说，在一次礼拜仪式上，有一位母亲的孩子哭了，他便鼓励她给孩子喂奶。西半球的主要新闻媒体都报道了如下新闻：教皇支持在公共场所，特别是在教堂里哺乳。

教皇对哺乳的支持无疑会让大众更加坚信，哺乳是一个基督教问题。对一部分人而言，哺乳是表达信仰上帝的一种方式。上帝为人类造的母乳已经完美无缺了，无论人类"在配方奶实验室捣鼓多久"，都造不出接近母乳的东西。哺乳也是遵照上帝旨意生活的体现，是追随基督的一种方式。既然上帝为母亲提供了喂养婴儿的乳汁，我们就应该利用这乳汁。一位女基督徒解释了她哺乳的原因："对我而言，哺乳不只是关乎健康的选择，更是一个神启的选择。"这个解释与前文那位环保主义者的说法竟然如出一辙（就是认为哺乳是"事关地球的决定"的那位女子）。

其实，母乳喂养从来就不只是单纯的哺乳行为。对于几乎所有为孩子哺乳的女性来说，它都承载着丰富的含义，对于不给孩子哺乳的女性更是如此。哺乳体现了我们的身份和信仰。对很多美国人来说，哺乳承载着重大意义，而更为出人意料的是，哺乳蕴含着诸多不同的意义，其中又有许多种意义彼此矛盾。

　　女权主义者和保守派基督徒都拥护母乳喂养，前者把它当作权益的象征，而后者则认为它标志着女性的服从。另外一些女性之所以哺乳，是因为哺乳这种生活方式的选择可以表明她们是有良心的人，说明她们关心全球变暖、环境恶化、发展中国家与发达国家之间不平等的贸易条件、贫富差距扩大等问题。还有一些女性之所以哺乳，是因为这是全职母亲身份的关键要素。她们把大部分精力用于抚养孩子，足以说明她们的家庭既有经济保障，也有道德责任感。

　　总之，近些年来，母乳喂养成了许多人的共识，尽管这些人在其他任何问题上都难以达成一致。无怪乎当代政客也纷纷拥护母乳喂养——作为一个共识问题，母乳喂养有可能帮助他们赢得各界人士的支持。母乳喂养差不多让每个人都站上了道德制高点，因此它成为当代美国文化的核心要素之一。很多人即便听说母乳喂养对健康的种种益处实际上远没有人们鼓吹得那么明显，也依然坚定地践行母乳喂养——鉴于母乳喂养的崇高地位，这种情况也许并不算特别奇怪。

第三章

医学研究：哺乳真的有用吗？

哺乳主义正如一个大帐篷，容纳了形形色色的人。这些人之间的差异极大，很可能就其他任何问题都没法达成一致，包括堕胎、气候变化、奥巴马医改、枪支管控。而且，虽然他们都同意母乳喂养是最好的，但支持母乳的理由却大相径庭。对女权主义者来说，哺乳可以赋予女性权利；对基督徒来说，哺乳象征着女性的服从；对雅皮士而言，哺乳是对他们的阶级地位的确认；在嬉普士看来，哺乳可以降低碳排放量。政策制定者与政客提倡哺乳的理由如下：哺乳是好公民应尽的义务，女性通过哺乳能够每年给国家省下130亿美元的医疗开销。这些不同的视角反映出，关于哺乳的共识相当广泛。

不过，我们基本上可以肯定，所有这些母乳喂养的支持者都有一个共同的观点：他们相信，母乳喂养能让他们的孩子长大后更健康、更幸福，这样的益处甚至有可能持续一生。毕竟，说这些话的不仅是他们的医生，还有权威的医学机构，例如美国儿科学会、美国疾控中心、世界卫生组织。在过去的20多年里，人们赋予母乳喂养的健康益处越来越多，真是让人数不胜数。据说，母乳有如下功效：降低患各种疾病的概率，包括耳部感染、胃肠道感染、下呼吸道感染、坏死性小肠结肠炎、高血压、肥胖、心血管疾病、糖尿病、哮喘、过敏、癌症、乳糜泻、克罗恩病、湿疹，降低婴儿死亡率和婴儿猝死综合征的发生率，增长智力，稳定情绪，等等。

母乳喂养能够增进儿童的健康和社会的福祉——几十年来，这一简单前提一直影响着无数父母的生活，无论是用母乳还是用配方奶喂孩子的父母。可是，这个简单而有力的前提是真的吗？母乳喂养真的能实实在在地改善婴儿与儿童的健康和福祉吗？我通读了几百篇关于母乳喂养影响的医学期刊文章，然后询问了迈克尔·克雷默（Michael Kramer）博士的专业意见。

克雷默博士大概是当今世界上最著名的母乳喂养研究者。他于1978年获耶鲁大学医学学位，随后接受了麦吉尔大学医学院的职位。如今，他仍在该院任职，是儿科学系和流行病学与生物统计学系的教授。克雷默在《美国医学会杂志》《英国医学期刊》《柳叶刀》《新英格兰医学杂志》《儿科学杂志》等著名医学期刊上发表了近400篇文章，获得了无数表彰他专业成就的奖项，令同行艳羡不已。我之所以想到见他，主要是因为他同时也是"促进母乳喂养的干预实验"（Promotion of Breastfeeding Intervention Trial，简称PROBIT）的首席研究员，该实验研究的是母乳喂养的效果，是迄今为止规模最大、最权威的同类研究。

和许多学界巨擘一样，克雷默不摆架子，言语温和，而且很认真。他的举止略显僵硬，好像是背部受过伤，但他言谈之间流露出的优雅与坦诚令人难忘。他可以轻松记起母乳喂养研究中最为晦涩的细节，也能把复杂的医学研究和统计数据用平常的语言流利地表达出来。

克雷默誉满全球，这不仅因为他是顶尖的儿科专家，也因为他是个哺乳倡导者。他在2001年撰写了一份极具影响力的报告，促使世界卫生组织修改了喂养婴儿的建议：原先的建议是四到六个月的纯母乳喂养，后来改成了六个月纯母乳喂养。克雷默提出，现有科学证据表明，延长纯母乳喂养的时间可以减少胃肠道感染的风险，而且母乳完全能满足六个月以下婴儿的营养需求。克雷默自己的孩子都是吃母乳长大的；他还告诉我，他的儿媳也在给孩子哺乳——讲到此处，他的骄傲之情溢于言表。总之，他相信母乳喂养是件好事。

但是他认为，母乳喂养的重要性并不足以证明那些哺乳主义者的狂热行为合情合理。根据PROBIT的研究，许多被大加鼓吹的母乳喂养的好处其实并不存在。虽然PROBIT确实发现母乳喂养有一些益处，但这些益处很不明显。即便如此，克雷默依然认为母乳喂养有一定效果，但它的效果并没有大到能决定人生的程度。

我是在2013年去加拿大蒙特利尔与他见面的。见面之前，我已经决心要更准确地了解母乳喂养的益处。我给孩子哺乳的时间很长，但并不是真的有意如此。究其原因，一是哺乳对我来说很轻松，二是我不知道怎样停下来。不过，我哺乳长达50个月以上的主要原因在于，哺乳让我觉得自己至少做对了一件事。我真的想知道，我在哺乳上花费的那些时间有意义吗？

答案既是"有"，也是"没有"。近20年来，母乳喂养被赋予了各种功效，人们说它可以降低一大堆疾病的发病率——小到耳部感染，大至各种癌症。这份"功效清单"有多长呢？美国卫生与公众服务部（DHHS）最近发布的一份文件简明扼要地写道："多数专家都认为，母乳喂养的益处无穷无尽。"不过，真相更接近于安内特·布依肯（Anette Buyken）博士最近的一个说法。布依肯博士是一名医生、营养学家、哺乳倡导者，她表示："越来越多的证据表明，母乳喂养对婴儿长大后的总体健康状况可能并没有显著影响。"一方面，美国卫生与公众服务部声称哺乳的好处"无穷无尽"，而另一方面，布依肯却承认，哺乳的好处并不显著——两种说法为何天差地别？着实让人不得其解。近来的许多研究表明，母乳喂养被赋予的不少功效，比如减少肥胖、过敏的发生率，实际上并不存在；而那些的确存在的功效也并没有我们想象的那么大——就拿减少感染来说，在一个清洁饮用水唾手可得的发达国家，这个好处实在不算什么。唉。

难以收集可靠数据是母乳喂养研究人员面对的一大问题。克雷默之所以这么有名，正是因为他设计的一项研究巧妙地解决了这个存在已久的难题。几十年来，随机对照试验一直被当作科研方法的金科玉律，但有关母乳喂养的实验很难设计。顾名思义，在随机对照试验中，受试者被随机分配到不同组，每一组实行不同的做法，然后研究人员对结果做评估，比较不同组的反应。如果要做一个母乳喂养的随机对照试验，那就要把参与实验的母亲分为两组，一组给孩子哺乳，另一组给孩子喂配方奶，然后观察两组孩子的健康状况是否有所不同。

我们今天所了解的随机实验是由罗纳德·费希尔（Ronald Fisher）发明的。费希尔是一名科学家、统计学家，他设计过一个著名的随机实验，叫"女士品茶"。他所指的女士名叫穆里尔·布里斯托（Muriel Bristol），是一名植物学家，两人是英国赫特福德郡（Hertfordshire）洛桑实验站（Rothamsted Experimental Station）的同事。布里斯托声称，对于一杯奶茶，她能分辨出先倒进杯子里的是奶还是开水。在实验中，费希尔为布里斯托准备了八杯奶茶——其中四杯先倒的是奶，另外四杯先倒的是开水——并以随机顺序把这八杯茶一一递给她。根据费希尔的计算，布里斯托猜对全部八杯茶的概率为1/70。但如果布里斯托答对的次数越多，她就越不可能只是运气好。后来，费希尔的另一位同事透露，布里斯托全答对了。这位女士还真的挺会品茶。

用于测试某种事物——比如药物或饮食——对健康的影响的随机实验，其基本原理与女士品茶实验相同。最重要的一点在于，要将受试者随机分配到不同的组，以消除混杂因素，即除了接受测试的药物或方案之外的其他因素。

　　举例来说，在母乳喂养研究中，吸烟即为一项混杂因素。实际上，给孩子哺乳的母亲吸烟的可能性要比别的母亲低。也就是说，即使吃母乳长大的孩子患呼吸道感染的概率比其他孩子低，我们也无法肯定这是因为他们小时候吃了母乳，还是因为他们的母亲那时候不抽烟。不过，如果研究人员能够把受试母亲随机分到"母乳喂养组"或"配方奶喂养组"，那就能保证诸如吸烟等混杂因素在不同组中也是随机分配的。只有这样，才能证明某个结果确实是由母乳喂养引起的，而非由某个混杂因素所导致。

　　但从来没有人做过母乳喂养的随机对照试验，因为医学界认为这样的实验行不通，而且也不道德。之所以行不通，大概是因为女性对于如何喂养孩子各有偏好，而这类研究需要她们抛开自己的偏好，所以她们当然不愿参加。况且，强迫女性用自己不喜欢的方式喂孩子也是不道德的行为。

　　由于学界认为母乳喂养的随机实验行不通、不道德，所以有关母乳喂养益处的科学研究向来依靠的是观察。观察性研究比较了吃母乳的婴儿与吃配方奶的婴儿的健康状况，但并没有把母婴随机分配到两个不同的组。这种方法的问题在于，哺乳母亲往往还有其他共同点，尤其是在美国：她们当中不仅吸烟的人较少，工作的人也较少，完成大学学业的人较多，已婚的人较多，而且比一般人更富裕。这些共同点都是混杂因素，其中任何一项都有可能是产生某些健康益处的真正原因，也就是说，人们可能把某些由混杂因素产生的健康益处，错误地归因给了母乳喂养。

在观察性研究中，研究人员通过比较研究组不同子组的结果来控制混杂因素。如果要控制吸烟这个因素，他们会拿吸烟的哺乳母亲与吸烟的配方奶喂养母亲来做比较，或者比较两组母亲中不吸烟的人。这样一来，两个组的唯一区别就只是喂养婴儿的方式了。

可是，需要控制的因素越多，操作难度就越大。如果要控制大量潜在的混杂因素，如吸烟、教育、阶级，你就得采用多变量统计分析。多变量统计专门用于同时隔离并分析一个以上的因素，需要用到复杂的计算机软件。不过，这类多变量分析还需要很大的样本量。为了应对样本量不足的问题，不同的研究会控制不同的混杂因素，比如有的研究控制收入变量、有的研究控制教育变量，等等。另外，由于这些研究往往用不同的方法来衡量这些因素，它们的结论也往往相异。这就是一项研究从科学角度来看"没有定论"的其中一个原因。研究结果之所以相互矛盾，原因之一在于不同的研究衡量的东西不一样。

观察性研究的另外一个问题是，此类研究只能控制可度量的因素。然而，与母乳喂养相关的一些重要因素基本上不可度量，比如"育儿方式"。许多观察性研究，尤其是关于长期影响的研究，最终都要依赖受试者的记忆。例如，患糖尿病或克罗恩病的成年人可能会被问到"是否吃过母乳？""吃过多久？"之类的问题。可是我们都知道，人的记忆是靠不住的，所以科学研究者当然会无视那些依赖病人回忆的研究。

　　为了突破观察性研究的局限，克雷默于1992—1993年设计了PROBIT研究。当时，在已发表的医学研究的索引中，有关母乳喂养的引用已经超过了12 000条。但所有这些被引用的文章都存在观察性研究的普遍问题，所以它们的结论不太一致。有很多研究甚至没考虑到潜在的混杂因素。有的研究声称发现了某种益处，比如降低患心脏病的风险，而另一些研究却没有发现任何益处。当时的母乳喂养研究亟须更好的研究方法。好消息是，PROBIT在1996年就已经启动了，这要归功于加拿大国家卫生研究与发展计划（Canadian National Health Research and Development Program）、联合国儿童基金会、思拉舍基金（Thrasher Fund）、世界卫生组织欧洲地区办事处提供的启动资金。2013年12月严寒刺骨的一天，我在克雷默的大办公室——位于蒙特利尔儿童医院对面——见到了他，与他详细讨论了这项著名的研究。

　　PROBIT研究依赖于克雷默一项凭灵感得来的策略，该策略用于解决母乳喂养实验中的随机问题。出于可行性和道德方面的原因，研究人员无法把女性随机分到母乳喂养组和配方奶喂养组，但克雷默想到一个可行的办法：随机分配一些医院来实行母乳喂养干预措施。未接受干预的医院——即未接受母乳喂养推广培训的医院——自然会照常行事，也就是说，此次实验完全不会影响这些医院的产妇的情况。克雷默与来自麦吉尔大学和多伦多大学的合作者决定在白俄罗斯开展这项研究。

　　白俄罗斯是一个理想的实验地，因为虽然这里的大部分新妈妈会给刚出生的宝宝哺乳，但她们中的绝大多数过不了多久就会开始喂配方奶，等宝宝长到3个月大，就完全不再喂母乳了。如果母乳喂养干预有效，那么接受干预的母亲和未接受干预的母亲在母乳喂养的纯粹程度与持续时间方面应当存在真正的差异。白俄罗斯之所以是理想的实验地，还因为它有较高的教育水平、正常运转的医疗体系，而且民众都能用上清洁水。雀巢公司的危机表明，对于任何有关母乳喂养和配方奶喂养的相对益处的研究来说，在发展中国家得到的结果与在发达国家得到的结果之间会有明显差异。

PROBIT研究招募了来自31家医院的17 000多对母婴，这算是很大的样本了。这些母婴被随机分到两个组。其中实验组由16家医院和门诊诊所构成，这16家机构的医务人员接受了相关培训，采取了如下做法：帮助母亲掌握哺乳方法、鼓励母亲尽早开始哺乳、让出生后的婴儿与母亲待在一起、避免用其他液体作为母乳的补充。剩下的15家医院和诊所是对照组，他们遵循标准的产后婴儿护理措施：用配方奶作为母乳的补充、严格按照时间表喂养、婴儿出生后与母亲分开。

在两个组中，多数母亲一开始都给孩子哺乳，但相比对照组的母亲，实验组的母亲更有可能在婴儿长到3、6、9、12个月大的时候依然在给孩子哺乳。举例来说，婴儿3个月时，在接受干预的医院分娩的母亲当中有45%依然只给孩子喂母乳，而在其他医院分娩的母亲当中，这个比例只有7%。PROBIT的第一项重大发现是：培训医务人员，让他们鼓励新妈妈给孩子哺乳是一个有效的方法，可以提高纯母乳喂养的比例、延长母乳喂养的时间。

如今，PROBIT已被医学界奉为母乳喂养研究的圭臬。它的可信度和知名度都很高，因为它设计出色，受试者众多，长期跟踪实验对婴儿健康的多种影响，而且很大一部分受试者都参与了后续调查。《美国医学会杂志》上的一篇文章表示，克雷默的研究在设计和实施方面都称得上"精湛"。此文作者鲁思·劳伦斯（Ruth Lawrence）博士是一位富有开创性的儿科专家，她创立了新生儿学，在罗切斯特大学医学中心专门研究新生儿营养问题。从20世纪50年代开始，劳伦斯就是研究母乳喂养益处的著名国际专家；如今，虽然已进入耄耋之年，但她仍然是一股不容忽视的力量。如果她用"精湛"来形容一项研究，人们就会留意这一看法。在克雷默解决随机问题以前，这个问题削弱了所有母乳喂养研究的科学有效性。关于母乳喂养对健康的影响，很多最可靠、最新的信息都来自PROBIT研究。

虽然PROBIT堪称精湛，但它也只是一项研究。如果要掌握母乳喂养研究的整体状况，我们不仅要了解PROBIT，也要了解对母乳喂养研究的一些重要的、最新的整合分析（meta-analysis）。整合分析是对关于某一课题——例如母乳喂养与哮喘之间的关系——的所有已发表研究的综述与分析，目的在于评估所有此类研究的结论，而非单项研究的结论。很多此类整合分析发现，吃母乳的婴儿患病概率较小的证据要么没有说服力，要么互相矛盾。造成这种情况的原因之一就是我此前提到的方法问题。有一些研究发现母乳喂养的确有益健康，而另一些研究却完全没发现任何益处。所有证据都支持同一结论的情况非常罕见。

整合分析还可以评估某一课题研究的质量，从而排除质量差的研究。某项研究的质量之所以不足，可能是因为受试者太少，无法做出真正有意义的统计分析。只有当样本量大到足以准确反映总体情况时，研究该样本的统计方法才可靠。举个例子：某项研究常被人们引用，用来说明母乳喂养可以降低患注意缺陷多动障碍（ADHD）的风险，但它只研究了50名受试者。还有的研究之所以质量不足，是因为它们没有控制潜在的混杂变量，或者控制了错误的混杂变量。让我讶异的是，很多母乳喂养研究根本就没考虑到混杂变量。年代比较久远的研究也很少区分母乳喂养的纯粹程度，比如是"纯母乳喂养"，还是"主要用母乳喂养"，还是"每天用母乳喂养一次"。由于准确度不够，我们难以汇总数据，因为每项研究衡量的母乳喂养方法都不一样。有一些整合分析的结论是，学界仍然缺乏足够的高质量数据，所以无法估量母乳喂养对健康的影响。

最后一个问题在于，科学研究总体上受到所谓"发表偏倚"（publication bias）的影响。如果某项研究没有结果，或者没有发现两个变量——比如母乳喂养与心脏病——之间存在统计相关性，那它得以发表的可能性就比发现了某种关系的研究要小得多，有时候甚至没有机会提交给刊物发表。2013年10月，《经济学人》的一篇封面文章报道了医学研究中的各种关键缺陷，这些缺陷严重削弱了研究的可信度，然而医生平时就是根据这些研究来治病的。根据此文的说法，其中一项缺陷在于，即便负面的结果更有可能准确无误，科学期刊还是更愿意发表正面的结果。近20年来，这种发表偏倚比以前更为常见。1990—2007年，在已发表的研究中，负面结果的比例从30%掉到了14%。科研人员担心，母乳喂养研究特别容易受到"发表偏倚"的影响。

我们现在知道，大部分母乳喂养研究都存在各种不足。那么，这类研究揭示了什么呢？

当然，我们不可能把所有关于母乳喂养的说法都讨论一遍，因为如果把这些说法列成一张清单，那这张单子肯定长得不可思议，而且每个人列的内容都不一样。此外，据说几乎每天都会冒出关于哺乳益处的新说法。我们的讨论从哪里开始呢？无论朝哪儿看，我们看到的都是：母乳最佳。

我决定先讨论"纽约哺乳"的"清单"，因为这份单子很简短。"纽约哺乳"是纽约市于2012年开展的哺乳倡导运动，它宣传的哺乳益处如下：预防腹泻、肺炎、耳部感染。这次运动是在纽约市卫生专员托马斯·法利（Thomas Farley）博士的指导下实施的。法利是一名儿科专家，职业生涯的大部分时间都在美国疾控中心和路易斯安那州公共卫生局工作。2005年的卡特里娜飓风过后，他用了数月时间重建新奥尔良的卫生系统。

　　法利还大力倡导通过公共卫生举措来改变人们的行为："如今，科学已经击退了霍乱、流感、小儿麻痹症等传染病，所以公共卫生系统大体上正在调整目标，开始对抗各种慢性病，包括肥胖、高血压、高胆固醇。"他认为，对抗这些慢性病的方法就是让人们更难做出糟糕的选择。这个主意最近大受关注，它属于所谓的"助推理论"（Nudge Theory），该理论的推广者是哈佛大学法学院教授凯斯·桑斯坦和芝加哥大学经济学教授理查德·塞勒。法利相信，政府的政策具有"助推"作用，可以推动人们迈向健康人生。

　　法利最出名的事迹可能就是他为了禁止纽约市商店销售超大杯软饮料而做的努力，此举引发了巨大争议。不过，禁令还没生效就被纽约市最高法院驳回了。抛开这个不谈，法利雄心勃勃的哺乳倡议也得到了广泛关注，主要是因为该倡议使用强制手段在医院推广母乳喂养。但与其他哺乳宣传活动相比，纽约市对哺乳的健康益处的宣传明显更朴实。

　　2013年，法利卸任纽约市卫生专员，随后被任命为亨特学院的蒂施公共卫生杰出研究员（Joan H. Tisch Distinguished Fellow in Public Health）。8个月后，我和他当面讨论了"纽约哺乳"运动。我们会面的地点是他在亨特学院的办公室，当时他正在那里写一本书，主题是布隆伯格市长①在任时期的卫生政策。他的

————————

① 即迈克尔·布隆伯格，他从2002—2013年连任三届纽约市市长。

办公室位于63街，就在公园大道附近；办公室所在的那栋楼曾是富兰克林·罗斯福夫妇的家。罗斯福总统也曾在这个办公室里工作，里面还放着他用过的办公桌。

我问法利博士，既然母乳喂养可能存在的健康益处有那么多，他为什么着重宣传母乳喂养对于腹泻、肺炎、耳部感染这三种疾病的预防效果。他的回答并没有拐弯抹角：因为这三个方面的研究看起来最可靠。身为一名儿科专家，他不愿对母乳喂养的益处有一点点夸大。

然而，就连预防这三种疾病的证据也存在矛盾。2001年发表在《美国医学会杂志》上的PROBIT研究的初步结果显示，母乳喂养将胃肠道感染的概率从13%降到了9%。通过进一步研究吃母乳3个月或6个月的婴儿，PROBIT还得出了如下结论：母乳喂养的保护作用只存在于母亲实际哺乳期间，以及停止哺乳后的大约两周内。此外，PROBIT研究发现，母乳喂养完全不能预防耳部感染或呼吸道感染。

不过，克雷默怀疑这些负面结果也许并不属实。他相信母乳喂养实际上能够影响感染率。他说，科研人员已经弄清楚了母乳中的分子预防感染的具体方式。"我们可以在体外和实验动物中看到这些分子的运作方式。我们把这些机制都弄清楚了。"母乳含有的人乳寡糖（human milk oligosaccharides）和乳铁蛋白能预防细菌和病毒的感染。

在PROBIT研究中，干预组的婴儿患耳部/呼吸道感染的概率并不比对照组的婴儿低。可能的原因有两个：其一，每个组的多数婴儿都吃了一段时间的母乳；其二，白俄罗斯女性的产假比较长，大部分婴儿根本不会患耳部/呼吸道感染，因为他们不去日托所。第二条原因也可以解释为什么白俄罗斯只有13%的婴儿患胃肠道感染。在美国，这个数字接近60%。

在美国，如果说母乳喂养有预防耳部/呼吸道感染的作用，那这种作用有多大呢？美国医疗保健研究与质量局（AHRQ）的主任大卫·迈尔斯（David Meyers）博士在一次演讲中回答了这个问题，该演讲的内容后来刊登在《哺乳医学》（*Breastfeeding Medicine*）期刊上。鲁思·劳伦斯是这份期刊的编辑，她在一条脚注中写道，迈尔斯的演讲有助于"阐明科学在日常生活中的重要性"。迈尔斯想通过这次演讲让大众认识到，母乳喂养对于孩子的健康有多么重要。但他所说的母乳喂养对耳部/呼吸道感染的预防作用远没有我想的那么大。

迈尔斯是这么说的："有证据表明，每让6名孩子接受纯母乳喂养6个月，就会少1名患耳部感染的孩子。"有关呼吸道感染（如肺炎）的数据更是让人扫兴："要减少1名因呼吸道疾病而住院的婴儿，至少要让26名婴儿接受纯母乳喂养4个月以上。"

所以说，6个女人要花6个月的时间纯母乳喂养，才能减少1例耳部感染？这种益处还很有可能影响到别人的宝宝？保守估计，大概5400小时的母乳喂养才能减少1例耳部感染，15 600小时的母乳喂养才能减少1例肺炎。我不禁想，迈尔斯博士所做的成本效益分析肯定与多数母亲的分析不一样。当然，耳部感染可不是说着玩儿的：宝宝会觉得很难受，变得很暴躁，父母也会被闹得睡不好觉。可是，这也不是什么危及生命的大病。我们至少可以说，为了减少1例耳部感染而花5400小时哺乳并不划算。

母乳还能降低另一种感染的风险：坏死性小肠结肠炎（NEC），这是一种有可能致命的肠道感染，但比较罕见，每4000名婴儿中才有1例，而且患者基本上是早产婴儿。美国医疗保健研究与质量局的整合分析总结道："母乳喂养与NEC风险降低之间仅有微弱的统计相关性。"根据这一评估，许多新生儿科室采用了一种喂养极早产儿的标准方案：将缓慢而持续的滴管喂养与母乳喂养相结合。

总的来说，母乳喂养好像确实能稍稍降低感染风险。不过，证明母乳喂养可以降低其他病症发生率或提升智力的证据要么互相矛盾，要么没有说服力。这些病症包括：湿疹、哮喘、过敏、婴儿猝死综合征、2型糖尿病、白血病、心血管疾病、克罗恩病、乳糜泻、行为障碍。

PROBIT的初步研究显示，母乳喂养使得婴儿特应性皮炎的发病率从6.3%降到了3.3%。然而，在受试婴儿长到六岁半时开展的一项PROBIT后续研究显示，两组之间没有差别。该研究还发现，母乳喂养对哮喘和过敏都没有影响。实际上，与吃配方奶的婴儿相比，吃母乳的婴儿出现过敏症状的可能性还要略大一点。

证明母乳喂养与婴儿猝死综合征（SIDS）有关联的证据也

同样充满矛盾，而减少SIDS发生率无疑是人们赋予母乳喂养的最重要功效。由于这一主题非常重要，我会用较长篇幅阐述相关证据，好让读者得出自己的结论。

1992年，美国儿科学会开展了一项运动，建议家长让婴幼儿保持仰卧睡姿。此后，美国的SIDS发生率大幅下降，但目前每年仍有2300例。医生们认为，SIDS是由多种因素造成的：有些婴儿一生下来，他们大脑中控制唤醒和呼吸的部分就存在缺陷；早产婴儿出现SIDS的风险高于一般婴儿，因为他们大脑的这个部分尚未发育完全；环境压力也会干扰婴儿的呼吸或者血氧水平。人们一致认为，要想降低SIDS的风险，最重要的做法如下：让婴儿睡婴儿床、保持仰卧睡姿，不要用枕头、毯子、床围这类可能阻碍氧气流通的物品，不要在怀孕期间抽烟。根据专家的计算，如果做到这几点，SIDS的发生率就会从两千分之一降到万分之一，这意味着美国每年因此死亡的婴儿会减少到400名以下。

母乳喂养能否进一步减少这个数字呢？这个问题还存在争议。长期以来，专门研究SIDS的医生给出的答案都是否定的。2005年，美国儿科学会成立了"SIDS特别工作组"，并发表了预防SIDS的建议，这些建议针对的基本都是上文提到的风险因素。

当时，这个特别工作组在报告中写道，"和母乳喂养相关的因素（但不是母乳喂养本身）"有利于降低SIDS的发生率。报告的结论中有这样一句话："本工作组认为，尽管母乳喂养有一定好处，而且出于种种原因，我们也应当提倡母乳喂养，但由于相关证据不足，我们不推荐把母乳喂养作为减少SIDS发生率的策略。"2009年，另一个特别工作组重申了这一结论。

　　然而，两年过后的2011年，一个新成立的SIDS特别工作组将母乳喂养纳入了降低SIDS风险的推荐做法中。次年，澳大利亚的一个特别工作组回顾了有关母乳喂养和SIDS的文献，发现二者存在关联的证据"相互矛盾"。该工作组决定不把母乳喂养纳入降低SIDS风险的推荐做法中。不过，随后的一项整合分析总结道，相关研究的确表明母乳喂养与SIDS有联系；美国医疗保健研究与质量局的整合分析也发现了类似的关联。

　　可是，研究人员还没弄清楚母乳喂养如何能够降低SIDS的风险。母乳喂养似乎不太可能影响到大脑中削弱唤醒反射的潜在缺陷，也不太可能影响到大脑这部分的成熟度，而且还无法防止任何对婴儿呼吸的阻碍。此外，有研究表明，大概有一半的SIDS受害者在死前数日有轻微的感染症状。在一部分案例中，SIDS可能与感染有关，或者与宿主对感染的异常反应有关，虽然科研人员尚未发现SIDS与任何细菌或病毒之间存在关联。如果母乳喂养与SIDS有关，那可能是因为母乳喂养能降低呼吸道感染的风险。我问法利博士为什么没有在"纽约哺乳"运动中宣传母乳喂养能降低SIDS的发生率。听了这个问题，他挑起一边眉毛，说道："我们确实考虑过把SIDS纳入宣传，但我觉得这方面的科学依据站不住脚。"这似乎也是美国儿科学会的观点。美国儿科学会的网站总结了本学会关于哺乳与母乳的政策声明，列出了哺乳的十大益处，并表示这些益处是有证据支持的。降低SIDS风险并不在这10项益处之列。

母乳喂养对2型糖尿病——与肥胖和身体惰性有关的一种糖尿病——有没有影响呢？这个问题也挺复杂。2006年，《美国临床营养学》（*American Journal of Clinical Nutrition*）杂志发表了关于母乳喂养对2型糖尿病影响研究的整合分析。这篇分析的作者找到了24项相关研究，但排除了其中17项，因为它们质量较差。在剩下的7项研究中，有6项研究发现母乳喂养有利于降低2型糖尿病的发病率。

但在这6项研究中，只有3项控制了已知与2型糖尿病高度相关的混杂变量：孕妇体重、社会经济地位、婴儿出生时体重。在这3项研究中，有2项的受试者都是美洲原住民，该群体患2型糖尿病的概率本来就比其他群体大，所以这2项研究的样本可能不具备代表性。最关键的是，所有这些研究都没有控制孕妇糖尿病这一混杂因素——这个疏漏相当明显。整合分析的作者总结道，需要更多研究才能确定母乳喂养是否对2型糖尿病有独立影响。据他们估计，如果这种影响确实存在，那么大概有5%的糖尿病病例是由缺乏母乳喂养造成的。他们指出："与减肥的潜在益处相比，母乳喂养的效果不算明显。"

母乳喂养有利于减少急性淋巴细胞白血病（ALL）发病率的证据也不明确。ALL是儿童白血病的一种；在美国，每年约有2800名20岁以下的患者罹患此疾，也就是说，患上这种白血病的概率不到1/25 000。不过，每年死于此疾的儿童大概有280名。

在10项关于母乳喂养与ALL的"质量评价"研究中，有6项因为质量不佳而从整合分析中被剔除。剩下的4项研究中，有2项被评为"尚可"，另2项被评为"良好"。其中，1项"良好"的研究和1项"尚可"的研究发现母乳喂养有预防ALL的效果，而另2项研究没有发现任何关联。对此，美国医疗保健研究与质量局的整合分析的总体结论如下："由于缺少高质量的研究，我们无法向父母说明母乳喂养是否能降低儿童白血病的发病率；仅有的几项高质量研究也存在分歧。"就这一点而言，他们的确不清楚母乳喂养是否有效。

只有1项研究发现母乳喂养与霍奇金病和神经母细胞瘤之间存在关联。该研究的作者提醒我们，他们发现的相关性很小，可能并非因果关系。

有一些研究表明，母乳喂养能降低患心血管疾病的风险，但一项整合分析的作者总结道："相关文献之间存在矛盾。"另一项整合分析表示，大多数力图证明母乳喂养与克罗恩病之间存在关联的研究要么"未能取得统计上的显著结果，要么根本没发现任何关联"。母乳喂养能预防乳糜泻的可能性也很小。另外，虽然以色列的一项小型研究发现母乳喂养可以预防注意缺陷多动障碍，但PROBIT研究发现母乳喂养不会影响儿童行为，包括多动症和行为问题。

此外，PROBIT研究确实发现母乳喂养能够影响认知发展。

这一点让我很开心。即使母乳喂养对我的孩子的健康没多大影响，但它能让我的孩子变聪明，所以我还是挺欣慰的。

不过，克雷默提醒我不要太高兴。PROBIT研究发现，在六岁半的时候，相比吃配方奶的孩子，吃母乳的孩子的言语智商高出7分，操作智商高出3分，全量表智商高出6分。尽管如此，克雷默依然表示，母乳喂养在这方面的效果"不大"。他表示，一般情况下，"你不能仅仅因为自己给孩子哺乳，就期望能培养出莫扎特或者爱因斯坦这种天才"。在我们交谈期间，他进一步提到了这些结果的局限性："言语智商的测试结果不是很准确，因为置信区间很宽。"

在统计学中，置信区间基本上可以表明你得到的结果有多大可能准确无误。此例中的结果没有太大说服力，因为智商测试是由不同儿科医生在不同地点做的，而不同儿科医生得出的结果存在系统性差异。有的儿科医生对儿童智商的评估总是高于或低于平均水平，而这种倾向产生的系统性差异会影响整个诊所的测试结果，而不只是个别儿童的测试结果。这些系统偏差削弱了该研究的说服力，因为研究人员需要控制不同儿科医生带来的差异。鉴于以上情况，克雷默对PROBIT的智商测试结果的解读比较保守。"虽然这个结果具有统计显著性，但要是你问我是否认为母乳喂养的影响有那么大，我会说，可能没有。"

克雷默的团队目前正在开展后续测试，以提高认知智力测试的客观性。他们这一次不再依靠儿科医生，而是用计算机来收集受试儿童16岁时的数据。克雷默说："如果我们什么也没发现，那就有点尴尬了。那样的话，我们就没法知道到底是因为一开始没有测对，还是因为母乳喂养的效果随着时间的推移而消退。两种情况都会让我们失望。"由于后续测试的结果要到2015年年底才出来，目前我还不确定，当年数百小时的母乳喂养能否提高我的孩子的考试成绩。

其余有关母乳喂养和认知发展的文献可以说是乱七八糟。这些文献在诸多问题上存在分歧，比如母乳喂养是否能影响智力、影响的程度有多大、这种潜在影响的真正原因是什么。最近，巴西的一项研究在美国引起了广泛关注，该研究发现，母乳喂养不仅能提高智商，还能增加孩子未来的收入。然而，分别发表于2006年和2014年的两项著名研究都发现，母乳喂养并不会影响学习成绩或智力。这两项研究通过对比同一家庭的两个孩子消除了混杂因素（一个孩子吃母乳，另一个吃配方奶）。美国医疗保健研究与质量局的整合分析直截了当地总结道："对于足月婴儿而言，母乳喂养与认知能力无关。"所以对于母乳喂养与智力是否有关这个问题，你相信哪种观点都可以，因为两种观点都有证据支撑。为了让孩子的智商提高三四点而费那么大劲，也许并不太值当。

在其他方面，研究证据相当一致：这些证据彻底否定了母乳喂养的益处。最近的研究和文献回顾已经证实，母乳喂养与血压无关；PROBIT研究发现，母乳喂养对牙齿健康没有影响。

母乳喂养对1型糖尿病似乎也没有影响。PROBIT没有做这方面的研究，但美国医疗保健研究与质量局做了相关整合分析，发现一些依靠病人记忆的研究得出了母乳喂养有利于降低1型糖尿病发病率的结论。但一些不依赖记忆、以婴儿喂养记录为依据的研究并未发现1型糖尿病与母乳喂养有任何联系。发表在《美国医学会杂志》上的一项2003年的研究也没发现二者有联系。

美国医疗保健研究与质量局的整合分析回顾了关于母乳喂养对癌症影响的研究，并做了如下总结："几乎没有证据表明母乳喂养与以下病症有关——急性非淋巴细胞白血病、非霍奇金淋巴瘤、中枢神经系统癌症、恶性生殖细胞肿瘤、青少年骨肿瘤，以及其他实体癌。"美国医疗保健研究与质量局基本否定了母乳喂养与这些癌症存在关联的可能性。

很多人鼓吹母乳喂养能降低肥胖率，但这个说法还未得到普及就被彻底推翻了。近几年，母乳喂养可以预防肥胖的观念迅速流行起来，尤其是在米歇尔·奥巴马于2011年把母乳喂养纳入"动起来"（Let's Move）这项运动之后。尽管如此，但多项发表在顶级医学期刊上的研究都明确显示，母乳喂养不能预防肥胖（这些研究分别发表于2003年、2005年、2007年、2011年、2012年、2013年、2014年）。克雷默认为，这就是科学界所说的"坚实的结论"。他说，如果这一结论被以后的研究推翻，他肯定会大吃一惊。《英国医学期刊》总结道："我们只好寻找其他防治儿童肥胖症的办法。"几乎所有关于母乳喂养与体重的研究都得出了相同的结论：最能预测孩子体重的因素就是母亲的体重。

那么，父母究竟该如何看待这么多互相矛盾的观点呢？母乳喂养对于婴儿的健康与认知究竟有何益处呢？

总的来说，母乳喂养似乎确实能稍微预防四类感染：耳部感染、胃肠道感染、呼吸道感染和坏死性小肠结肠炎。而证明母乳喂养可以预防其他病症或提升智力的证据，要么没有说服力，要么互相矛盾。这些病症包括：湿疹、哮喘、过敏、婴儿猝死综合征、2型糖尿病、白血病、心血管疾病、克罗恩病、乳糜泻和行为障碍。此外，有充分的证据表明，母乳喂养不会影响肥胖、血压、大多数癌症、注意缺陷多动障碍及其他行为障碍、1型糖尿病和牙齿健康。

如果有读者和我一样，花了无数个月给孩子哺乳，那这一长串结论想必已经让你大失所望。也许你给孩子哺乳是因为喜欢这样做，或是因为哺乳能给你带来许多女人描述的那种"内啡肽快感"。但从某种程度上来说，你之所以给孩子哺乳，是因为你相信母乳喂养能给孩子带来"显著"的好处。

也许问题的一方面在于，"显著"一词在统计学分析中的用法与日常语言中的用法有所区别。在统计学中，"显著"并不意味着"大"或者"重要"，它的意思更接近于"明显"或者"很可能是真的，而不是利用统计学方法伪造的结果"。在医学研究中，一个"显著的效果"也许仍然很微小，可是我们这些外行一听到什么东西具有"显著效果",往往就会以为它的效果很大、很重要。如果我们是这样想的,那很可能就会大失所望。新生儿父母希望找到一种"万灵丹"来保护他们娇贵的宝宝,但母乳喂养并不是这种"万灵丹"。

那么问题来了:在这个国家,为什么许多首屈一指的卫生组织与政策制定者仍然把母乳喂养当作"万灵丹"?

第四章
丧失选择权

2012年秋的一天早晨，玛雅乘坐地铁带儿子去日托所。地铁穿过曼哈顿大桥，进入布鲁克林时，她指了指下方河面上的一艘拖船，然后开始用奶瓶给儿子喂母乳——这瓶母乳是她早上离家之前才挤的。玛雅知道，日托所要过几个小时才给孩子们吃小吃，她不想让儿子饿着。她一边看着孩子，一边想着接下来一天的工作，没注意到自己正坐在一张宣传母乳有益的海报上。等到她抬头去看到了哪一站，才发现有几位乘客正盯着她看，轻蔑的眼神显露无遗。是因为婴儿车太占地方了吗？她把婴儿车拉得靠近座位一些。到了迪卡尔布大道这一站时，有个男的边下车边回头朝她喊道："你不认字吗？"玛雅盯着逐渐关上的车门，完全不明白是怎么回事。这时，过道对面的一名女子不满地摇了摇头，低声说道："你这种人就不应该生孩子。"

当时，纽约市的地铁和公交候车亭贴满了宣传母乳有益健康的海报，这是"纽约哺乳"运动的一部分。"纽约哺乳"是一项在全市推广哺乳的倡议，于2012年由市长布隆伯格发起，负责人是法利博士——布隆伯格市长手下的纽约市卫生专员。每张海报上有一名婴儿的照片——有白人、黑人、西班牙裔三种——

还写着母乳喂养的三大健康益处："母乳能降低宝宝腹泻的风险""母乳能降低宝宝耳部感染的风险""母乳能降低宝宝患肺炎的风险"。当然，这些海报只是"纽约哺乳"运动的要素之一，而且远非该运动最具争议的一项内容。但个别的经历——比如玛雅在地铁站的遭遇——让我们看到，母乳喂养有时候会激发出狂热的情绪，让女性受到社会羞辱。那天，地铁上的一些乘客甚至可能觉得，他们作为公民，应当说出自己的意见。他们相信，这位拿着奶瓶的母亲不仅是在危害自己孩子的健康，更是让"我们所有人"都承受了额外的公共卫生开销——这也是纽约市卫生局传达的观点。谁也没有问她瓶子里装的是什么。

在这个国家的母乳喂养宣传史上，2012年是一个重大的年份。那一年，美国儿科学会发表了一份官方声明，确定母乳喂养是"公共卫生问题，而不仅仅是一种生活方式"。包括《时代》周刊、《赫芬顿邮报》、《纽约时报》在内的各大媒体都立即做出了回应。这份声明可是个大新闻。美国儿科学会把母乳喂养定为公共卫生问题，也就意味着它为婴儿喂养关乎公众利益。丹妮尔·里格（Danielle Rigg）是哺乳倡导组织"最好的给孩子"的创始人之一，她这样总结美国儿科学会这项决定的影响："按照这样的表述，（母乳喂养）就成了我们所有人的责任，而不仅仅是母亲的责任。"

美国儿科学会的声明把母乳喂养变成"我们所有人的责

任"，这相当于把母乳喂养从家长的个人选择转变成了一项公民义务——大家都有责任确保母亲们履行这项义务。理查德·尚勒博士是这份政策声明的撰写人之一，在接受《时代》周刊的采访时，他明确表达了这项义务："你不用考虑应不应该。你当然应该给孩子哺乳。"2014年8月，我通过电话采访他，他表达了同样的观点："这是一个改善我国婴儿健康状况的问题，所以我们怎么能放任家长想怎么做就怎么做呢？这不是一种生活方式的选择，而是我们为了孩子而倡导的重要做法。"

其实，将母乳喂养定为公共卫生问题的决定早就开始酝酿了，只不过到了2012年才公布。1984年，时任美国医务总监的埃弗里特·库普（C. Everett Koop）召开了"医务总监母乳喂养与人类泌乳研讨会"（Surgeon General's Workshop on Breastfeeding and Human Lactation），由此在美国开启了关于母乳喂养的公众对话。研讨会在罗切斯特大学举行，由鲁思·劳伦斯博士主持——我们在前一章提到，鲁思博士是一位备受尊敬的母乳喂养专家和倡导者，她对克雷默博士的PROBIT研究给出了"精湛"两个字的评价。库普的研讨会旨在促使美国政府提出与国际舆论一致的政策，也就是说，让政府把推广母乳喂养确立为国家重点事项。但这还是一次相当低调的尝试。研讨会报告的第一句话就定下了试探性的整体基调："人们认为，母乳喂养对母亲和婴儿都有很大的好处。"

1997年，美国儿科学会公布了学会首个关于母乳喂养的政策声明。美国卫生与公众服务部紧随其后，于2000年发布了第一份《母乳喂养行动蓝图》（*HHS Blueprint for Action on Breastfeeding*）。这份蓝图敦促医生、雇主、托儿所制定鼓励女性延长哺乳时间的相关政策。2010年，时任美国医务总监的雷吉娜·本杰明（Regina Benjamin）发表了《医务总监关于支持哺乳的行动呼吁》，其中提到，2000年发布的《母乳喂养行动蓝图》已经"宣布母乳喂养在美国是一个关键的公共卫生问题"。本杰明有些自相矛盾：一方面，《蓝图》并没有提到母乳喂养是公共卫生问题，她却说这是《蓝图》的观点；另一方面，她又哀叹道："长期以来，母乳喂养一直没有作为公共卫生问题而受到国家的重视。"

不过，2010年的行动呼吁明确解释了母乳喂养为什么是公共卫生问题，而不仅是个人选择问题。和大部分哺乳倡议一样，美国医务总监的呼吁首先描述了母乳喂养给婴儿、母亲、家庭带来的健康、心理、经济方面的好处。然后她解释道，如果不给孩子哺乳，整个社会就要承受高昂的代价。

美国医务总监推荐母乳喂养的方式，就像在做一番清晰的成本效益分析，她把母乳喂养当作替政府和公民省钱的一种有效措施。"如果婴儿更健康，那么健康保险索赔就会减少，员工为了照顾生病的孩子而请假的时间也会减少，生产力会因此而提高，这些结果都有利于雇主。"接着，作者援引了2001年的一项研究，该研究表示，母乳喂养每年可为美国纳税人省下36亿美元。

美国医务总监解释道，这个数字包括：（1）家庭自身承担的费用，如购买配方奶粉的开销；（2）保险公司承担的费用，这部分费用自然会落到其他所有人头上；（3）雇主承担的费用，如父母请假去照顾生病的孩子而造成的损失；（4）由配方奶喂养造成的婴儿夭折让整个社会承担的费用——因为婴儿夭折导致了劳动力损失。

在《说明理由：哺乳倡导的有效语言》（Making the Case: Effective Language for Breastfeeding Advocacy）一文中，梅丽莎·巴蒂克（Melissa Bartick）博士写道，将母乳喂养确立为公共卫生问题能够有效化解这一论点：父母有权选择如何喂养自己的孩子。巴蒂克著述颇丰，是一位坚定的哺乳主义者，目前担任马萨诸塞州母乳喂养联盟（Massachusetts Breastfeeding Coalition）的主任。该联盟是一个非营利的倡导团体，它的活动包括：每年召开一次年会，出版、传播哺乳资源指南，协调整个马萨诸塞州的哺乳倡导者们的工作。巴蒂克在文中做了如下阐释："母乳喂养是一个公共卫生问题，就像吸烟、安全性行为、系安全带一样。这种观念可以让受众放下哺乳方面的思想包袱，而且可以有效地反驳许多反对者所说的'哺乳是个人选择'。"她建议哺乳主义者用"营销""利润"等说法来反驳个人选择论，而且"完全不要提'选择'这个词"。

此外，巴蒂克还让哺乳倡导者"列举不哺乳的风险，包括给母亲和孩子带来的风险、患急性病和慢性病的风险"，并"引述具体的统计数据，而不只是对这些风险泛泛而谈"。文章接着写道："吃配方奶的宝宝腹泻的风险高出一倍——这样的说法听起来既翔实又科学。"她说得没错，确实如此。但"高出一倍"实际上可能并没有高出多少，除非这些婴儿生活在阿富汗的农村。PROBIT研究发现，母乳喂养将胃肠道感染的概率从13%降到了9%。可见，13%并没有比9%"高出一倍"，甚至即便是说"母乳喂养可以将腹泻风险降低三分之一"，也夸大了实际的效果。

2011年，巴蒂克向着她的奋斗目标——把母乳喂养定位成公共卫生问题——迈出了重要的一步：她和一名叫阿诺德·莱因霍尔德（Arnold Reinhold）的信息技术顾问在医学期刊《儿科学杂志》上发表了一篇文章。该文称，不给孩子哺乳带来的损失每年高达130亿美元，并造成911人死亡。此文对美国医务总监引用的2001年的研究报告做了如下修改：列举了更多母乳喂养可以预防的疾病，提高了应哺乳女性的百分比，将损失数额换算成了2011年的美元。巴蒂克和她的共同作者表示："如果90%的美国家庭遵守医疗建议，完全用母乳喂养孩子6个月，美国每年就能省下130亿美元，而且可以避免911例死亡——其中死者几乎都是婴儿。"

我们应该好好研究一下巴蒂克是如何得出"911"这个数字的。首先，她假定母乳喂养可以降低出现以下十种病症的概率：坏死性小肠结肠炎、耳部感染、肠胃炎、下呼吸道感染、特应性皮炎、婴儿猝死综合征、儿童哮喘、儿童白血病、1型糖尿病、儿童肥胖。但前一章已经指出，证明母乳喂养与诸多健康效果有关的证据要么互相矛盾，要么没有说服力。有充分的证据表明，母乳喂养不能预防哮喘、肥胖、1型糖尿病。证明母乳喂养与婴儿猝死综合征、白血病、特应性皮炎有关联的证据存在矛盾。就连美国医务总监2010年的行动呼吁也承认，"几乎所有（关于母乳喂养有益健康的）数据都是从观察性研究中收集的。因此，本报告所描述的种种关联不一定代表因果关系。"然而，巴蒂克的研究却认定，这些关联必然包含因果关系。

巴蒂克并未止步于此。为了说明纯母乳喂养6个月可避免每年911例死亡，巴蒂克做了如下假设：假如死于这些疾病的孩子当初吃的是母乳，那他们就能活下来。但实际上，母乳喂养可能基本上无法预防这些疾病中的大部分。即使母乳喂养确实有一定效果，也绝对没有医学证据表明，在清洁饮用水唾手可得的发达国家，母乳喂养可以起到决定生死的作用。在美国，母乳喂养并不像在发展中国家一样具有拯救生命的潜力——唯一的例外可能是它对坏死性小肠结肠炎有预防效果。

最后，巴蒂克得出了130亿美元这个天文数字：她先是估算出本来可以由母乳喂养避免的疾病与死亡造成的假定损失，然后加上因911名婴儿死去而损失的预计终身收入。尽管巴蒂克和莱因霍尔德的计算采用了不可靠的证据，还包含各种逻辑跳跃，但有17家主要新闻机构都热情地采纳并报道了他们的研究，对其中的观点信以为真。

美国儿科学会2012年发布的政策声明并不算是划定一块新的领土，而是相当于在一片早已被探索过的领地上插上自己的旗帜。尽管如此，这面旗帜也相当重要，毕竟美国儿科学会是儿科医生的专业学会，也是美国在儿童健康领域最权威的机构。该声明发表在本学会的医学期刊《儿科学杂志》上，由亚瑟·艾德曼（Arthur Eidelman）博士和理查德·尚勒博士撰写——前者是儿科专家、耶路撒冷希伯来大学儿科学教授，后者是长岛犹太医疗中心和北岸大学医院的新生儿学专家，两人都是各自领域里备受尊敬的人物。

可是，艾德曼和尚勒在声明中宣称，母乳喂养是公共卫生问题，这一点与当代的大量研究并不相符。他们的声明断定，人们赋予母乳喂养的几乎所有健康益处都是真的，也就是说，母乳喂养不仅能降低耳部感染、肺炎、腹泻的风险，还能降低患过敏、乳糜泻、炎症性肠病、婴儿猝死综合征、皮炎、1型和2型糖尿病、白血病、坏死性小肠结肠炎、淋巴瘤、肥胖的概率。该声明中还有一个表格，具体列出了母乳喂养降低每种病症风险的确切百分比。根据该表，纯母乳喂养可将耳部感染、肥胖、乳糜泻的风险分别降低50%、24%、52%。

2014年8月，我在电话中与尚勒讨论了这份政策声明。让我惊讶的是该声明的发布时间：在越来越多的证据表明母乳喂养对健康的益处可能不大的时候，美国儿科学会为什么还要把母乳喂养确立为公共卫生问题？在提出各种论断时，尚勒和艾德曼是如何选取可靠的文献的呢？尚勒反问我："那你是怎么选文献的呢？我的办法就是采纳最好的研究。在写政策声明的时候，要参考整合分析，而不是单一的小型研究。尽量选那种受到认可的大型研究。"

可是，我在阅读这份声明的时候注意到，作者挑选的并不只是"受到认可的大型研究"，也没有始终如一地以这类研究为依据。实际上，尚勒和艾德曼刻意挑选了多项研究，包括我在第三章提到的美国医疗保健研究与质量局的整合分析。他们在政策声明中的几乎所有论断都来自这项受到高度评价的整合分析。不过，这项分析中有许多不太利于他们观点的结果，于是他们就用其他有利于自己观点的结果作为补充，而后者通常来自单一的小型研究。

举例来说，美国医疗保健研究与质量局的整合分析认为，哮喘病和白血病的相关研究"不够明确"，而美国儿科学会的声明却援引其他研究，声称母乳喂养可将白血病的风险降低20%，将哮喘病的风险降低26%到40%。

美国医疗保健研究与质量局的整合分析还得出如下结论：大多数关于母乳喂养与1型和2型糖尿病的研究都"不可轻信"，因为它们没有充分调整已知与糖尿病相关的混杂因素。如前一章所述，这项整合分析发现，一些不依赖记忆而是以婴儿喂养记录为依据的研究，并未找到1型糖尿病与母乳喂养之间的关联。美国儿科学会的政策声明则再次援引其他研究，直截了当地表示，母乳喂养可将1型和2型糖尿病的患病率分别降低30%和40%。

美国医疗保健研究与质量局的整合分析指出："对于足月婴儿而言，母乳喂养与认知能力无关。"而美国儿科学会的声明对此则引用了PROBIT研究，声称"吃母乳的婴儿的智力评分和老师对他们的评价都明显更高"。可是，该声明对于PROBIT研究的其他结果却只字不提，因为这些结果当中有很多都不符合该声明的主张。比如，声明中就没有提到PROBIT关于肥胖的研究结果，而是直接断定母乳喂养可将肥胖风险降低24%。

母乳喂养是公共卫生问题——美国儿科学会2012年的这一宣言不仅受到了媒体的广泛关注，而且对儿科医生来说，它至今依然是一份影响力极大的文件。它为该学会关于母乳喂养管理和婴儿营养的众多出版物奠定了基石，这些出版物包括《美国儿科学会母乳喂养手册（医生用）》（*AAP Breastfeeding Handbook for Physicians*）、《美国儿科学会母乳喂养住院医师培训课程》（*AAP Breastfeeding Residency Curriculum*），等等。儿科医生和其他婴儿护理专家要想学习最佳范例、大致了解相关研究现状，都可以参考美国儿科学会的这份政策声明。它明确指出，儿科医生有责任倡导并支持母乳喂养。

《儿科学杂志》发表上述政策声明的那一年，纽约市发起了美国史上影响最深远的哺乳倡导运动之一，该运动最终引发了诸多争议。"纽约哺乳"运动与布隆伯格政府其他一些高调的公共卫生举措如出一辙：2003年，布隆伯格将纽约的公共吸烟禁令扩大到所有场所，包括酒吧和夜总会；2006年，纽约市禁止餐馆和食品商贩使用反式脂肪；2012年，布隆伯格宣布了禁售超大杯汽水的计划，该计划将汽水的规格限制在16盎司（0.47升）以下。这些举措中的每一项都引起了争议，比如超大杯汽水禁令尚未实施就被纽约市最高法院驳回，理由是市政府此举僭越了其监管权限。

"纽约哺乳"也引发了争议，主要是因为公众普遍认为该运动侵犯了母亲选择如何喂养自己宝宝的权利。"纽约哺乳"运动要求医院像保管处方药一样严密保管配方奶粉，从而限制配方奶粉的使用，而且还禁止哺乳母亲使用配方奶作为母乳的补充，除非在婴儿的病历上有相关医嘱记录。该运动对医院护士的具体指示如下："评估母亲哺乳是否顺利，鼓励母亲不断尝试。指导并帮助遇到困难的母亲。若有母亲仍坚持使用配方奶粉，就要在病历上做好记录，同时记下原因，并只向该母亲分发喂养所需的量。"

"纽约哺乳"还包括64条关于医务人员如何与住院产妇交流的具体说明，其目的主要是让母亲难以给孩子喂配方奶。史坦顿岛大学医院一位热心的管理人员明确指出了这一逻辑："要想让更多母亲给孩子哺乳，关键是让母亲更难得到配方奶粉。这样一来，配方奶粉就像药物一样，要由注册护士签字才能发放。护士助理不像以前一样可以随便拿到奶粉。"

Feministe是一个受欢迎的女权主义网站，一名网友在该网站上描述了"纽约哺乳"的这项策略："假设一位母亲想要奶粉，按照'纽约哺乳'的建议，医务人员应该这样回应她：先鼓励她给孩子哺乳，然后告诉她母乳为什么比配方奶好；如果她仍然坚持自己的要求，那就给她分发足够一次喂养的奶粉。如果她下次还要奶粉，就重复以上步骤。这种做法并没有起到支持哺乳的作用，而是在羞辱用配方奶喂孩子的母亲。"

除了对住院产妇施加种种限制，"纽约哺乳"还采取了前文提到的海报宣传的做法。每张海报都写有母乳的三大益处——降低肺炎、耳部感染、腹泻的风险——以及如下标语："您有权只用母乳喂宝宝，也有权获得相应帮助。"这句奇怪的话值得重复：您有权只用母乳喂宝宝，也有权获得相应帮助。

这句逻辑扭曲的标语透露了不少信息。它明确地暗示，"您"没有权利给自己的宝宝喂母乳以外的任何食物。从逻辑上讲，它还有这样一层意思：领养婴儿的家长、男同性恋家长、没有奶水的女性都有权为自己的宝宝索要母乳。如果真是这样，各种不同的人群都能得到帮助，那这条标语应该会非常鼓舞人心，但我怀疑写标语的人并无此意。总之，这条标语明确表示，父母"有权"遵守政府的建议，只给宝宝喂母乳。"权利"这个概念本来指的是人类赋权与自治的手段，可是标语中这个词的意思显然与它原本的含义南辕北辙。这句话像是拙劣的警察电影中的台词："你有权照我们说的做。"

对"纽约哺乳"感到最愤怒的女性基本上是中产阶级白人女性，她们在电视上表达自己的愤慨，在网上写文章、发评论，她们的言论还可见于新闻报道中。大体说来，这些女性在日常生活中享有并行使了很多自主权，一般情况下不会受到国家的直接管控和干预。但比她们收入低的女性的经历则迥然相异。胁迫贫困女性服从各种规定是美国政府长久以来的惯用手段，母乳喂养也不例外。

每年在美国出生的婴儿当中，超过一半享受着WIC提供的福利。2014年，如果一个两口之家的年收入低于29 101美元，也就是美国贫困收入标准的1.85倍，那这个家庭就有资格参加WIC。该计划是美国最广泛的针对母亲与幼儿的食品援助计划，也是美国哺乳宣传的前沿阵地。公共卫生官员和哺乳倡导者主要采用教育和宣传两大手段来劝说中产阶级女性给孩子哺乳，但对于那些通过WIC依靠政府提供的援助来养活家人的贫穷母亲，他们会采取更为直接有效的方式。

WIC向符合条件的孕妇、产后母亲、婴儿和五岁以下儿童提供食品券，即所谓的"凭证"（check）。这种凭证可在参与WIC的商店使用，不过该计划具体规定了可购买的食品种类。参与计划的商店在贫困街区很常见，店家在货架上贴有告示，写明某某规格、某某品牌的某某产品可用WIC的凭证兑换。有些州还有只卖WIC产品的商店。这些商店从顾客手中拿到食品券，然后通过WIC报销。

WIC确切规定了凭证可购买的食品种类，以及特定水果和蔬菜的价格。这种凭证买得到糙米，却买不到白米或有机米；买得到有机水果和蔬菜，却买不到有机奶；买得到红薯，却买不到马铃薯；买得到花生酱，却买不到花生；买得到黄色切达干酪、部分脱脂马苏里拉奶酪，却买不到白色切达干酪或全脂马苏里拉奶酪。WIC还具体规定了只能购买哪些品牌。对于依赖WIC的人而言，购买食物可能是一个既复杂又费时的负担。

WIC是最早开始倡导母乳喂养的举措之一：该计划设立于1974年，从那时起，它就正式开始负责推广母乳喂养。到了20世纪80年代末，该计划的组织机构再度开始重视母乳喂养，从1989年开始，根据新法规的授权开展了一系列具体的推广活动。1994年，国会通过法案，要求WIC的州级机构向每一名经过他们办事处的孕妇或哺乳母亲宣传母乳喂养并提供相关协助，而且这方面的花费应达到每位女性21美元。1997年，美国农业部发起了"共助母亲哺乳"（Loving Support Makes Breastfeeding Work）运动，旨在提高享受WIC的母亲的哺乳率。自1998年来，WIC按照要求，把从前用于购买食品的资金转用于采购吸奶器，聘请泌乳顾问，提供哺乳指导与协助——包括相关咨询和宣传材料。

2009年，WIC采取了更多措施，通过加强联邦政府对本计划各个项目的监管，"进一步鼓励并支持本计划参与者给孩子哺乳"。负责管理WIC的美国农业部颁布了一系列新条例，以确保该计划的各个办事处都按要求把母乳喂养作为首要事项。根据这些条例，美国农业部允许WIC把更多食品资金转用于支持母乳喂养，并建议WIC顾问优先给哺乳母亲办理资格认证。WIC并非一项权利保障计划，也就是说，它的资金一旦用完，就不再为满足条件的其他家庭提供服务。优先认证给孩子哺乳的家庭也就意味着把一些不给孩子哺乳的家庭拒之门外。

2009年，WIC决定向哺乳母亲和她们的宝宝提供"加强版食品套餐"，这是WIC的母乳喂养运动最让我难以容忍的一点。这份套餐的内容包括：哺乳母亲在宝宝出生一年内皆可享受WIC福利，而不给孩子哺乳的母亲参加该计划的时限只有六个月；哺乳母亲可以得到"价格更高、质量更好、更有营养的食品"；相比不吃母乳的婴儿，吃母乳的婴儿得到的食品也更多、更好。

用纯母乳喂养的母亲与用母乳和奶粉混合喂养的母亲得到的食品也有区别，前者获得的食品种类最多、质量更好、更有营养，后者享受的食品福利就要少一些，而"非母乳喂养食品套餐"包含的食品最少。在宝宝未满月时就索取配方奶粉的母亲只能得到"非母乳喂养食品套餐"，无论她有没有给宝宝哺乳。

根据WIC向寻求其协助的孕妇与母亲提供的宣传资料，"纯母乳喂养母亲可以得到更多牛奶、奶酪、鸡蛋、水果、蔬菜，她们不必在花生酱和豆子之间做出选择（因为她们可两者兼得）……她们还可获得鱼罐头（金枪鱼、鲑鱼等）"。纯母乳喂养一个以上婴儿（双胞胎或三胞胎）的母亲获得的食品是"纯母乳喂养食品套餐"的1.5倍。纯母乳喂养的宝宝也可获得更多、更好的食物。"为鼓励母乳喂养，纯母乳喂养的婴儿除了能得到更多婴儿水果和蔬菜之外，还可获得婴儿食用肉。"非纯母乳喂养的婴儿得到的食物相对较少，而且只包含水果和蔬菜，没有肉类。

WIC明确表示，为哺乳母亲提供更多、更好的食物是为了"激励母亲采取纯母乳喂养"。例如，WIC顾问的一项任务就是告诉参加本计划的母亲："六个月左右的宝宝都需要补充铁和锌，而肉类是这两样营养物质的最佳来源之一。为了鼓励母乳喂养，纯母乳喂养的婴儿除了能得到更多婴儿水果和蔬菜，还可获得婴儿食用肉。"如此解释一番后，WIC顾问还得说明，除非母亲完全用母乳喂宝宝，否则WIC不会提供这些营养品。

WIC根据哺乳状况实行有差别食品分配的政策没有例外，并不会特殊照顾无法哺乳的女性，以及遵照医嘱采取配方奶喂养或混合喂养的女性。WIC计划的纽约州西部主任表示："我们不为任何人破例。想得到母乳喂养食品套餐的母亲必须给孩子哺乳。"

虽然WIC计划由联邦政府资助，并由华盛顿特区总部下达正式的政策和指示，但该计划实际上是通过许多不同的机构来管理的。医院、教堂、社区中心都有WIC项目。此外，一些州、市政府也参与其中：WIC项目的办事处就设在政府大楼里。在纽约州，设置WIC中心的机构多种多样，包括纽约州西部天主教慈善会（Catholic Charities of Western New York）、布朗克斯区黎巴嫩医院中心（Bronx Lebanon Hospital Center）、布朗斯维尔社区发展公司（Brownsville Community Development Corporation）[①]、门罗县卫生局（Monroe County Health Department），等等。

自从"加强版食品套餐"生效以来，WIC计划的补助人数一直在稳步减少：从2009年的930万人降至2014年的900万人以下。这一趋势异乎寻常，因为"补充营养援助计划"（SNAP）现在的补助人数已达到历史最高，而且获得WIC资格的限制也相对较小。要想参加WIC，收入水平无须低于SNAP的贫困线。

WIC计划的官员表示，他们不知道补助人数为何减少，虽然他们的确担心这个问题。他们心里清楚，由于补助人数降低，WIC的预算很可能会被削减；他们也知道，很多家庭虽然没加入WIC，但他们非常需要该计划的帮助。

可是，找出补助人数减少的原因并没那么难。很多母亲对WIC计划深感不满。为了获得每月约合47美元的福利，参加WIC的女性必须满足各种耗时的要求，而很多女性难以做到，因为她们的日程本来就已经很满了。该计划成员每六个月就要重新认证一次，每次重新认证都要参加课程，而且常常是重复了一遍又一遍的课程。课程的主题多为哺乳的益处，不给孩子哺乳的母亲也要听这类课。弄清楚WIC凭证能买什么、不能买什么可谓难事一

---

① 布朗克斯区黎巴嫩医院中心和布朗斯维尔社区发展公司实际上皆位于纽约市，而非纽约州。

桩，可选择的食品也非常有限。商店的收银员和其他顾客经常用很粗鲁的方式对待用WIC凭证购买食品的女性。

不过，最让女性感到不满的也许是很多WIC员工和顾问对待她们的方式，尤其是涉及哺乳问题的时候。当然，有些办事处的确表示会尊重母亲用配方奶喂宝宝的决定，但其他很多办事处似乎把WIC官方的哺乳要求当成了对女性进行威吓、羞辱的许可——他们用这样的方式迫使女性完成WIC的目标。

有女性在网上留言，抱怨自己受到WIC顾问的无礼对待。这样的留言多达数百条，可见于"宝宝中心"（Baby Center）这样的主流育儿网站，Jezebel和Feministe之类的女权主义网站，甚至还包括一些综合网站，比如雅虎问答（Yahoo! Answers）。一名母亲哀叹道："我女儿八个月大之前，我一直给她哺乳（现在偶尔还会哺乳），可是我一整天的奶量从来没超过90毫升。我去WIC办事处说明情况后，工作人员把我当成一个失败的蠢货来对待。我说我只能选择混合喂养，他们听了之后对我特别粗鲁。"另一位母亲讲述了类似的故事："最初准备加入WIC计划的时候，我还在给宝宝哺乳，一切都很顺利。之后我跟他们说，我快没奶了，需要使用配方奶粉。我感觉好像要低三下四地求他们，他们才允许我的宝宝吃配方奶。我觉得自己像个罪犯一样，就因为我向他们索要配方奶粉。不知道的还以为我要给宝宝喂什么毒药呢。"我采访了两位母亲，一位来自得克萨斯州，另一位来自曼哈顿的哈林区（Harlem）。她们在孩子小的时候参加过WIC计划，但都在期限未满时就退出了计划，因为无法忍受WIC顾问的粗暴态度。

女权主义网站Feministe在多个社交平台上都有粉丝。有一位参加了WIC计划的母亲在该网站上写道："照我的经历来看，WIC无耻到了极点。要拿到食品券，就得先上各种课，比如愤怒管理课，就是教我控制情绪、不要打孩子。这些课都是强制性的，无论我们采用何种育儿法、与孩子有怎样的相处经历、是否有施暴记录，等等。你需要食品援助，WIC就把你当成有虐待孩子倾向的家长，这种做法可真是太好了。"另一位母亲因为想用吸奶器而受到责备：WIC顾问对她说，你必须用自己的乳房哺乳，才能得到"加强版食品套餐"。另一位母亲遵照医嘱不给孩子哺乳，她每次领食品券都要向工作人员解释自己的情况。还有一位母亲回忆说，她上的WIC哺乳课由儿童保护服务中心（Child Protective Services）的一名官员讲授，她认为这表明该机构正在监视家长喂养婴儿的方式。有的母亲还因为过度哺乳而遭到批评。"有一次，WIC的人朝我大吼大叫，因为我给儿子哺乳的时间超过了一年。从此以后，我就再也不参加WIC了。"

美国政府的哺乳倡导运动不仅针对贫穷女性，也针对非裔美国女性，包括没有资格参加WIC计划的非裔美国女性。美国疾控中心通过全国免疫调查（National Immunization Survey）收集母乳喂养相关数据，每年做一次报告，数据内容包括种族、婴儿性别、出生顺序、母亲年龄、母亲受教育程度、母亲婚姻状况、居住地、贫困收入比[①]、母亲是否参加WIC计划，等等。这些数据表明，非裔美国女性的初始哺乳率和哺乳持续时间都低于白人女性。每年，调查结果在美国疾控中心的网站和其他平台上公布之后，媒体报道得最多的就是有关种族差异的消息。其实，就业状况对哺乳率的影响更大（第五章有详细讨论），但美国疾控中心完全忽视了这一点：它归纳的影响哺乳的"社会人口因素"中并未包含就业状况这一项。

美国卫生与公众服务部（DHHS）受到这类种族差异报道的影响，对非裔美国人采取了专门的哺乳干预措施。美国疾控中心承认，近年来，黑人和白人在哺乳方面的差距已经明显缩小，就2010年出生的孩子而言，这一差距已缩小到15%。但该机构仍然表示："我们仍需更多有针对性的策略来进一步支持非裔美国母亲哺乳。"

据说，这些策略多数是教育策略。《非裔美国女性简易哺乳指南》（*An Easy Guide to Breastfeeding for African American Women*）是为非裔美国女性编写的主要教材。这本指南与为其他群体编写的材料的区别在于，它特别简单。其他群体使用的教材主要通过展现科学证据来说明母乳喂养的益处，而这本简易指南略去科学上的细节，直接告诉读者："哺乳母亲和大多数医疗服

①　指贫困线与收入之间的比率。

务机构都认为，母乳喂养的好处无穷无尽。"该指南还提出了
"哺乳母亲更有自尊心"这一荒谬的说法，我在面向其他群体的
指南中并未看到类似的观点。最后，该指南告诫感染艾滋病毒或
患艾滋病的母亲和使用"街头毒品"的母亲不要给孩子哺乳。

　　哺乳倡导运动同样也面向非裔美国人。"宝宝天生就该吃母
乳"（Babies were born to be breastfed）是一个全国性的运动，其
中有这样一则广播广告：一名带有浓重非裔美国人口音的男子给
女朋友和他们的宝宝唱了一首关于哺乳的灵魂乐风格的歌曲，但
歌词有意模糊了"宝宝"这个词。还有这样一条电视广告：一名
怀孕许久的非裔美国女子在酒吧骑着一头机械牛，她头上的霓虹
灯招牌上写着"女士之夜"；随后，该女子被机械牛甩了下来。
女子所处的地点和她的举止都表明她喝了酒。电视屏幕上出现了
这样一句话："宝宝出生之前别去冒险。为什么要冒险呢？宝宝
六个月之前，请采用纯母乳喂养。"一个男性画外音描述了母乳
喂养的健康益处。

　　这个运动的目的是让人们关注配方奶喂养的风险，而不是宣
传母乳喂养的好处。我们不难看出，上述电视广告想传达的信息
是，给宝宝喂配方奶的危险程度不亚于怀孕九个月的时候喝了酒
去骑一头机械牛。这条广告不仅惹怒了许多女性，还导致美国儿
科学会不再支持此次运动。批评者认为这条广告冒犯了女性，并
敦促美国卫生与公众服务部将注意力集中在想要母乳喂养的女性
所面临的结构性障碍上。

奇怪的是，这些批评者并未提到广告中骑机械牛的女子是个非裔美国人。之所以让非裔美国人来拍这个广告，无疑是因为考虑到有证据表明非裔美国女性的哺乳率低于白人女性，而这一结论当然也因为这条广告而深入人心。此外，广告还把非裔美国人描绘成热衷冒险的群体——广告中女子夸张的冒险行为即代表配方奶喂养的风险。和许多其他针对非裔美国女性的哺乳倡导举措一样，这次运动基本上没能改变目标群体的婴儿喂养方式。不过，它倒是成功地巩固了这样一个族群刻板印象：非裔美国人的育儿方式不合格。

这条广告播出数月后——那是2005年，我当时怀着第一个孩子——我遇到了一件有点离奇的事：在本书引言部分提到的那次聚会上，有个女人向我灌输了哺乳的种种好处。讲到族群间巨大的哺乳率差异时，她提到了那条机械牛的广告，以此证明黑人女性的育儿方式不好。她说得好像这条广告拍的是真人真事，而非虚构情节。我跟她说，这条广告不是真的，她却对我的异议置之不理。"也许吧，但这种事随时都在发生。"我大吃一惊，脱口说道："什么？你是说有很多怀孕的黑人女子在酒吧喝得醉醺醺的，然后去骑机械牛？没开玩笑吧？"这个女人答道，她最近刚成为国际母乳会的成员，看了很多"研究"，这些"研究"可以证明机械牛广告的基本前提没有错。

最让我震惊的是，这个女人的愚蠢以及她对黑人的歧视表现得并不明显。好吧，我收回这句话。她显然又蠢，又歧视黑人，只不过没有表现在明面上。一般情况下，一个来自曼哈顿的中上阶层白人民主党人不会袒露自己的偏见。但这个女人似乎认为，既然她关注母乳喂养问题，而且还具有"国际母乳会成员"这一权威身份，那她就有资格发表明显带有种族主义色彩的观点。

哺乳倡导者和公共卫生官员声称，他们的"针对性"干预措施是出于好意——也许他们真的相信这个说法。这些措施被称作"善意的努力"，旨在减少母乳喂养方面的族群不平等，从而让更多人受益于母乳喂养。但此类措施也体现了制定者的无知与无礼。族群并非决定哺乳率的最关键因素。然而，许多针对非裔美国人的哺乳倡导运动强化了种族刻板印象，传达了一种强烈的信息：某某群体的父母当得最好，某某群体的父母当得最差。

一些有针对性的研究试图找出黑人女性不愿哺乳的原因。这些研究通常表明，黑人女性不哺乳的理由基本都是"更愿意用配方奶喂孩子"。她们直截了当地表示自己不愿意哺乳。为了解释她们的这一倾向，美国疾控中心做了如下假设：黑人女性可能"缺乏文化方面的信息"，可能认为"母乳喂养没有配方奶喂养好"，可能"缺少社会或伴侣的支持"，还有可能"不知道母乳喂养的健康益处"。换言之，公共卫生官员将非裔美国母亲偏好配方奶喂养的原因归结为误解、无知、听信谣言——这些官员认为，问题不仅出在母亲身上，她们的伴侣以及所在社区也难辞其咎。然而，这些官员却不去研究白人女性不给孩子哺乳的原因。

但是，我们有充分的理由认为，非裔美国母亲之所以偏好配方奶喂养，并不是因为无知。至少在近20年来，她们一再成为所谓"教育运动"的受众，但研究发现，这些运动的影响几近于无。即便是"纽约哺乳"运动也基本上是一场失败，尽管它以强制谈话和多项禁令来向母亲灌输母乳喂养的益处。

《母亲的乳房》（*At the Breast*）是一本经过精心研究的优秀著作，介绍了美国母乳喂养的情况。作者琳达·布鲁姆（Linda Blum）是一名社会学者，她在书中表明，许多非裔美国母亲偏好配方奶喂养的原因较为复杂。她们往往会与亲友共同分担养育子女的责任。她们觉得母乳喂养更适合"各管各家"的育儿模式，而她们既不采用也不相信这种模式。布鲁姆还发现，非裔美国女性和其他族群的女性一样，面临着因为要工作而难以给孩子哺乳的问题。她写道："黑人母亲之所以不愿哺乳，主要是因为她们要操心职场、学校、家里的一大堆事，而且作为劳动阶级的母亲，她们还担心因为工作过多而没时间哺乳。"布鲁姆采访的一些非裔美国母亲还表示，她们担心使用吸奶器以及在公共场所哺乳会让自己隐私受损、显得不体面。

布鲁姆明确询问受访者是否了解母乳喂养的益处，多数受访者笑着翻个白眼，然后对她说"这种事每个人都说过""每次我去看医生都会拿到宣传手册"。她采访的每一位非裔美国女性都听说过"母乳最佳"这句口号，相信此话的受访者也不在少数。但由于其他原因，她们依然明显更愿意用配方奶喂宝宝。

美国的各族群间的关系相当紧张且高度政治化，这个国家从建国之初就被恶劣的种族主义所困扰。在这样的背景下，很难相信政策制定者没有意识到，他们不断强调非裔美国人的哺乳率"明显较低"会造成什么样的影响。他们坚持把母乳喂养确立为公民责任，宣称母亲可以通过哺乳来为所有美国人节省一大笔开支、为国民健康做贡献——这样看来，他们对非裔美国人婴儿喂养方式的关注似乎就是为了煽动、提醒美国白人：你们作为父母和公民确实比黑人更优秀。

　　至少从克林顿总统的第一个任期开始，当希拉里·克林顿改革美国医疗系统的努力以失败告终后，医疗问题就一直是美国最紧迫的国内问题。美国每年的医疗开支为2.6万亿美元，医疗行业的规模比整个法国的经济体量还大。同时，美国的医疗费用也在不断攀升。1999—2010年，医疗保险的费用增长了131%；2012年的一项民意调查显示，有28%的中等收入家庭难以支付医疗费或医疗保险费。《平价医疗法案》让参加医保的人数增加了2000万，但到了2014年，仍有13.4%的美国人没有参保，而且该法案并未解决美国医疗危机的最根本问题之一：医疗费用过高。

　　面对这场似乎难以解决的危机，如今的政客、政策制定者和公共卫生官员执意认为，我们的医疗问题其实是个人责任问题。把问题归咎到个人头上的同时，他们也开始着重提及慢性病。美国疾控中心表示："美国医疗总支出的75%都用于治疗慢性病，如糖尿病和哮喘。"而慢性病又被定义为由患者自身造成或加重的疾病。美国卫生与公众服务部和疾控中心始终强调以下四点：（1）在美国，慢性病是导致死亡和残疾的主要原因；（2）慢性病导致医疗费用飙升、医疗系统不堪重负；（3）慢性病给雇主造成的损失极大；（4）大多数慢性病可以"通过生活方式的简单改变"来预防。

多年来，公众和官方都认为，威胁公共卫生的个人生活方式主要是吸烟和不安全性行为。肺病、某些癌症、疱疹、艾滋病都可归咎于吸烟、不安全性行为等不健康的生活方式。大规模的教育和广告活动、禁烟令、针对香烟销售的"罪恶税"、广告法规、对澡堂和卖淫的打击等，都是为了抑制这些威胁公共卫生的因素。

20世纪90年代末，肥胖被列为慢性病的主要可预防病因之一。1997年，世界卫生组织将肥胖定为"全球流行病"；美国疾控中心指出，美国的肥胖症从20世纪90年代末开始流行。美国医务总监、疾控中心和卫生与公众服务部也于2005年之后开始重视肥胖问题，发起了多项运动和行动呼吁。2013年1月，"每日科学"（Science Daily）网站发布了《肥胖成为过早死亡的主要可避免原因》一文；同年，医疗网站"网医"（WebMD）上的一篇专题文章引用了一位营养学家的话："照目前的速度发展下去，光是与肥胖相关的糖尿病就会让我们的医疗系统倾家荡产。"还是在2013年，美国医学会迈出了重要一步，将肥胖列为一种疾病。

美国医务总监、疾控中心、卫生与公众服务部和儿科学会正式将母乳喂养确定为公共卫生问题，这样一来，配方奶喂养就被他们当成了拖累美国医疗系统的一种不负责的生活方式——就和不安全性行为、吸烟、不健康饮食一样。

1975年，《芝加哥论坛报》（*Chicago Tribune*）表示："预防医学的理念有点不符合美国人的风格。该理念的前提是要认识到，我们自己就是健康的敌人。"在我看来，这句话正好说反了。正因为预防医学把健康状况的主要责任归于个人行为，所以在我看来，它明显是一种美国式的追求健康、应对疾病的方法。预防学说只不过是把霍雷肖·阿尔杰（Horatio Alger）的故事①——即通过努力工作和坚韧的品性来追求并实现美国梦的故事——从经济学领域延伸到了身体健康领域。我们的卫生政策机构越来越关注"个人生活方式的选择"，认为这是美国人生病的主要原因；如此一来，这些机构便向人们传达了这样的观念：无论我们健康与否，责任都在自己身上。

政策制定者将美国的医疗危机归咎于个人生活方式的选择，这相当于把健康状况的责任从医疗服务机构、保险公司和美国政府身上转移到了公民个人的身上。同时，这也相当于为解决一个棘手的复杂问题提供了一个"妙招"：只要美国人少吃点炸薯条，多吃点高纤维食物，这场医疗危机——包括看病贵、收费错

---

① 霍雷肖·阿尔杰是19世纪美国作家，他的多数小说写的都是贫穷少年通过奋斗取得成功的故事。

漏百出、上千万美国人没有医疗保险等问题——就迎刃而解了。

对于公共卫生举措是否恰当，人们有不同看法。政府试图影响公民的行为，这样做是否得当？如果政府这样做没问题，那合法干预与越权干涉的界限在哪里呢？布隆伯格市长由于推行了诸多公共卫生举措而经常遭受批评，人们说他在纽约市搞了一个"保姆政府"。即便是那些同意政府应该鼓励民众采取更健康的生活方式的人，他们对于"哪些问题可以算作公共卫生问题"也会有不同意见：配方奶喂养真的和吸烟是一回事吗？

对于政府的手应该伸多长，他们的看法也各不相同：是否可以处罚那些不哺乳的贫困母亲，让她们无法享受与哺乳母亲同等的福利？他们的分歧也许还在于公共卫生举措应当针对哪些人：如果有一些旨在影响个人行为的强制性策略特别针对某个群体，我们是否应该感到担忧？以上这些问题表明，倡导哺乳可能会由于种种原因沦为哺乳主义，而哺乳主义会对不同人群采取强制程度不同的措施。自1995年以来，没有哪项大众哺乳倡议对女性的偏好和选择表示过支持。

第五章

边上班边吸奶

　　来自旧金山的阿比盖尔·里德（Abigail Reed）是一名成功的广告业高管，对人生诸事都抱着"尽力一搏"的态度。第一个孩子出生六周后，她就回到了工作岗位上。她以为自己至少能给宝宝哺乳六个月。她的办公室角落里有个小储藏室，每次要用吸奶器吸奶时，她就把自己关在这个储藏室里，如此每天三次，每次约30分钟。

　　不过，她经常因为要开会而耽误吸奶，从而导致乳头渗奶。有两次，她的乳汁从胸罩和哺乳衬垫中渗出来，沾到了丝质衬衫上。第二次出现这种情况时，比她年轻的女上司小心翼翼地提醒她，在工作场所要注意职业素养。第二周过后，里德的奶量开始减少，因为她吸奶的频率不够。由于新鲜母乳不足，她家的保姆便开始用冷冻母乳作为补充，后来甚至用起了配方奶粉。

　　回到工作岗位的第四周，里德要去食品行业的一个潜在大客户公司主持一场全天销售演示。她在旧金山的办公室离该公司有一小时车程；到了那里之后，她要和不同的团队开一整天会。准备开会的时候，里德意识到，她这一天都脱不了身，没有机会吸奶。她的乳房会胀痛得受不了，甚至可能导致乳腺炎。但最让里德担心的是，母乳可能会渗出来。她可是这次演示的负责人啊。为了这一天，她和团队已经准备了好几个月。她别无选择，只能参会，而如果到时候出现了有违"职业素养"的情况，这次销售演示就会受影响。她冒不起这个风险。

在公司，里德愈发觉得阻碍重重。产假结束三周后，儿子已经九周大了，她意识到，工作与哺乳两者之间只能择其一。虽然她有份好工作，而且有权利在上班期间吸奶，但由于工作上的种种安排，她很难行使这一权利。在痛苦、愧疚和失败感的折磨下，她放弃了哺乳。后来，第二个儿子出生后，里德辞掉工作，开始在家带娃。

里德的经历说明，即便是工作相对优越的女性，也很难兼顾哺乳与工作。很多在上班期间吸奶的高收入职场女性表示，工作安排很难不受影响，她们也很难在公司维持受人尊重的权威地位，而这种地位是她们好不容易才争取来的。我有个朋友之前在一家科技公司担任高级职位。她告诉我，还没有宝宝的时候，办公室的年轻男性对她恭恭敬敬，因为她地位高。但等到她生了孩子，这些男人就养成了一个习惯：每次她在去吸奶的路上遇到他们，他们就会说一些刻薄话。她受到了羞辱。不久后，她就辞职了。当老师、医生、护士的女性，或者在服务行业工作的女性，比如商店店员或餐馆服务员，她们经常表示根本就不可能在上班期间吸奶，因为要么没地方，要么没时间，也有可能两者皆无。

尽管如此，但美国政府最近提倡母乳喂养的举措基本上只关注吸奶。这些运动往往大张旗鼓，而且声称为女性哺乳提供了帮助。可是，运动的组织者甚至不承认他们把"哺乳"变成了"吸奶"。一词之差，相去甚远。他们从根本上重新定义了哺乳。诚然，上班期间吸奶可以帮助母亲维持奶量，这样，到了周末或晚上，母亲也可以给宝宝哺乳。但政府最近的所谓哺乳倡议是为了帮助女性在上班期间吸奶，好让家人用泵出的母乳喂宝宝。换言之，这些所谓的倡议基于一个没有言明的前提：母乳喂养的价值在于人乳的化学成分，而非用乳房喂养婴儿过程中的母婴接触。然而，这个前提基本上没有经过研究证实。

这一前提与国际母乳会创始人的信念大相径庭，也与亲密育儿的理念相去甚远。国际母乳会的创始人相信，母乳喂养的益处主要源于哺乳带来的亲密接触，而提倡亲密育儿法的威廉·西尔斯博士等人也把哺乳视为建立牢固的母子纽带的重要方式。

吸奶也是美国特有的一种"哺乳"的形式。世界上没有哪个地方——包括其他发达国家——的女性像美国女性那样频繁使用吸奶器。大部分美国母亲表示，她们吸奶是为了能回去工作。其实，吸奶显然已经成了一种被广泛应用的变通之计，它让女性得以回到工作岗位，同时又让她们的宝宝还能享受到所谓的"哺乳"的好处。

所以，推广吸奶的公共卫生运动正在悄然颠覆这样一种观念：哺乳的前提是要让母亲与婴儿有直接接触。这样一来，政策制定者就可以有效地反驳关于法定带薪产假的争论：既然母亲的身体不再是输出母乳的唯一载体，那还有什么必要实行欧洲那种慷慨的产假呢？过去，人们将母乳喂养视为对抗大规模生意的方式，而如今，此类公共卫生运动把母乳喂养也变成了一桩大生意。到2020年，美国吸奶器市场的规模将会接近10亿美元，而其他哺乳与吸奶用品的市场规模大概会达到20亿美元。

很多女性都热爱哺乳。她们可能喜欢看着宝宝用嘴和鼻子轻轻蹭她们的乳房，一边吃奶一边发出满足的哼唧声。有些幸运的母亲在哺乳时甚至会体验到著名的"内啡肽快感"，这是一种禅宗式的安宁与满足之感。哺乳让一部分女性接触到了"内心的大地母亲"，她们深感满足，因为宝宝最需要的是她们。

我承认，我从来没觉得哺乳让自己的心灵发生了什么神奇的变化，我也绝对没体验过"内啡肽快感"。但我的确喜欢给孩子哺乳，因为哺乳能让受伤或不安的宝宝迅速得到安慰，平静下来。如果母乳喂养对于你和你的宝宝都轻而易举，那事情就非常方便了，而且哺乳不光是为了给宝宝喂吃的。在宝宝打了疫苗之后，摔倒之后，或者度过了疲惫的一天之后，最能安慰他们的也许莫过于妈妈的乳房。即便有研究证明哺乳并不具备人们鼓吹的那么多益处，许多女性也仍然会给宝宝哺乳，因为对于她们和宝宝而言，这都是行得通的做法。

然而，吸奶与哺乳完全是两回事。我打赌，世界上没有哪个女人喜欢吸奶。吸奶一点也不"棒"——这可不只是一个蹩脚的双关语①。电动和手动吸奶器都有透明的乳头保护罩，用来罩住乳头。这个透明的罩子能让你看到吸奶器每次抽吸时乳头被拉长的过程；与此同时，母乳流进与保护罩相连的塑料瓶中。如果你用的是手动吸奶器（约40美元一个），你需要用一只手托住乳头保护罩，另一只手不断挤压塑料泵。这种吸奶器不好操控，也很难泵出足够的母乳。相比之下，电动吸奶器虽然不便携带，但好用得多，因为不需要自己动手，而且吸奶效率也高得多。新出的那种双边吸奶器的效率当然还要更高一些，这种吸奶器有两个乳头保护罩、两个奶瓶，可以同时泵出两侧乳房的奶。有一些最新款的吸奶器甚至无须手持：乳头保护罩附在特制的胸罩上，这样使用者就能一边吸奶，一边打电话，也许还能一边做晚饭。不错吧！

有一家生产"免手持吸奶器胸罩"的公司做了一个免手持吸奶器的安装与使用教学视频。（其实，网上有很多关于吸奶的视频，但大部分的受众似乎都是男性，"教学"意义不大。）视频中，一个活泼的女声指导使用者"把吸奶管塞进去"。与此同时，视频中只露身子不露脸的女子把透明的圆管和保护罩（两者相连）塞进胸罩里，再把圆管从吸奶胸罩的小口中伸出来，把保

---

① 原文是"Pumping sucks"，这是个双关语：suck既有"抽/吸"之意，在俚语中也有"糟糕"的意思。

护罩放到乳头上。

　　头几个月里，母亲最好在每次吸奶时都把乳房中的奶泵完，这是为了增加并维持奶量。泵完一只乳房的奶很可能要花上30分钟，所以双边吸奶器是一项不错的投资。吸奶器使用过后，每个部件都要清洗、消毒，以避免母乳残留在管子和吸盘边上。泵出的奶要贴上标签，妥善储存。对于拥有双边吸奶器的幸运儿来说，整个过程大概要45分钟。在一天八小时的工作过程中，一个母亲需要吸奶两到三次，次数的差异取决于宝宝的年龄和吃奶频率。

　　女性为什么不喜欢吸奶呢？对大部分女性而言，吸奶让人难受，甚至会带来痛感，因为乳房会被拉来拽去。有的母亲的乳头甚至因此受了伤。还有个小问题在于，个别女性表示，她们受不了吸奶器运转的噪音和乳汁被吸出的声音，尤其是在半夜，这种声音更是会让她们疯掉。差不多每个使用者都抱怨吸奶太费时间，而且很无聊。从理论上来说，如果使用免手持吸奶器，你可以在吸奶的同时参加电话会议——脸书的首席运营官雪莉·桑德伯格（Sheryl Sandberg）在《向前一步》（Lean In）一书中就表示自己这么做过。但即便是桑德伯格也要掩饰这一行为：她跟同事和客户说，他们听到的"嘟嘟"声是一辆路过的消防车发出的——但其实这是吸奶器的声音。很多女性表示，她们会在开车上班的路上使用免手持吸奶器，这样可以节省时间，但貌似不太安全。既然开车打电话是违法行为，那一边开车一边吸奶当然也应该是违法行为。然而，"开车吸奶"已经流行到了这样的程度：大部分卖吸奶器和相关配件的商店也出售车载电源适配器。

在多数情况下，如果你的乳房上挂着管子、瓶子这些东西，那你就很难进行日常活动。你没法出门，也不能请人来家里做客。打字也很不方便。你不能去应门，也许还要忍住去花园栽种球茎植物的冲动。总之，如果乳房上挂着管子、瓶子，最好不要太往前倾。不过，女性之所以不喜欢吸奶，主要是因为她们觉得这件事很丢脸、有辱人格，尤其是在上班期间，她们通常要在狭窄的空间里匆忙地完成此事。

虽然她们不喜欢吸奶，也许还积极反对此事，但美国的大部分哺乳女性都有使用吸奶器的习惯。一项研究发现，在有四个半月以下宝宝的女性中，85%的人有过吸奶经历。美德乐是世界上数一数二的吸奶器制造商，它声称美国有80%到90%的哺乳母亲使用吸奶器。"靓妈"的店主阿曼达·科尔估计，"基本上每个人"都用吸奶器。年龄较大、收入较高的母亲使用吸奶器的比例大于年龄较小、收入较低的母亲。有25%的哺乳母亲经常吸奶，这部分女性基本上都有工作。大部分吸奶的女性表示，她们这样做是为了能在上班的时候有人给宝宝喂母乳。

这些百分比对应的女性人数相当庞大。2012年，美国的新生儿数量接近400万（3 952 841人），其中有79%（310万）的婴儿吃过母乳，49%（194万）的婴儿长到六个月时仍在吃母乳。也就是说，2012年，美国有260万女性用过吸奶器，而经常使用吸奶器的女性大概有50万到77.5万。

泌乳女性中有一个小群体自称为"纯吸奶者"（exclusive pumper），大概占所有泌乳女性的6%。虽然她们的比例不大，但绝对数量不少，所以基本上每个母乳喂养网站或育儿网站都有一栏介绍纯吸奶喂养，而且纯吸奶者也至少有一个专门的网站。该网站的主页上写道，欢迎访问者"来到纯吸奶喂养的古怪世界"；主页图片中有一名边吸奶边开车的女子，吸奶管从她的衬衫下伸出；图片上方有一行热情洋溢的说明文字："我们无处不吸奶！"写这句话的人显然相当自豪。

纯吸奶者理所当然地觉得人乳很重要。为什么要采取纯吸奶喂养呢？该网站抛出了这样一个问题，然后自答道："因为我们觉得母乳最佳，即使装在瓶子里也是如此。"由于种种原因，这些女人无法哺乳，但可以吸奶。她们感到孤立，因为从传统意义上来说，吸奶喂养并不算是哺乳，但她们也不属于配方奶喂养一派。该网站支持这些女子选择纯吸奶喂养，相当于她们的一个互助组。她们说，在大多数人看来，这个选择很荒唐。但她们之所以这样做，是因为她们相信人乳有益，而且它的益处与喂养方式无关。

一年一度的全国免疫调查从2001年开始收集母乳喂养数据。我在上一章提到，美国疾控中心编纂并发布的哺乳率是按州、种族、社会经济地位、婚姻状况这几项特征划分的，但它并没有记录不同就业状况的人在哺乳率和哺乳持续时间方面的差异。这是一个重大的疏漏，因为就业状况是决定美国女性是否哺乳、哺乳多长时间的最重要因素之一。2006年的一项研究显示，婴儿六个月大时，不工作的母亲的哺乳率是全职工作母亲的两倍多。此前一项发表于1998年的研究也发现，打算重返工作岗位的母亲更有可能完全不给孩子哺乳：产后不打算工作的母亲中，有81.5%的人给孩子哺过乳，而产后打算全职工作的母亲中，只有67.2%的人给孩子哺过乳。也就是说，有工作的女性的哺乳率比不工作的女性低14%。

　　1998年的这项研究还发现，就业状况对女性的哺乳持续时间有显著影响。"全职工作的母亲的平均哺乳时间为16.5周，比不工作的母亲少8.6周。"也就是说，不工作的母亲的平均哺乳时间为25.1周，大概就是六个月。不工作的母亲达到了国家的哺乳目标，而工作的母亲没有。2011年的一项研究也得出了类似的结果：婴儿六个月大时，有47%不工作的母亲仍在哺乳；而对于生完孩子三个月内重返工作岗位的母亲来说，婴儿六个月大时还在哺乳的人只有30%。

　　这17%的差距比黑人与白人母亲之间的差距还要大——2010年，黑人与白人母亲在婴儿六个月大时的哺乳率差距为15%。所以说，就业状况对哺乳率和哺乳持续时间的影响，至少可以和种族差异相提并论。然而，我们的公共讨论居然很少提及就业因素。在网上搜索美国的就业与母乳喂养之间的关系，只找得到三篇相关文章（上文均已介绍）。相比之下，每一份相关政策文件和报告，以及美国疾控中心每年发布的统计数据，都会提到种族间的哺乳差异，描述、分析这一差异的相关文章也有数百篇。

我们很难不相信这样的结论：公共卫生举措和政策制定者之所以不讨论母亲就业对哺乳率的影响，是因为这样做会让民众把注意力直接集中在产假上，而美国的产假可是出了名的吝啬。美国是世界上唯一没有法定带薪产假的发达国家。实际上，在全球173个国家中，只有4个没有关于带薪产假的国家政策，美国是其中之一，另外3个分别是斯威士兰、利比里亚、巴布亚新几内亚。有71%的美国母亲在外工作，对她们来说，如果能休带薪产假，那六个月的纯母乳喂养不仅更有吸引力，而且有可能实现。然而，带薪产假政策甚至不在政府的考虑范围内。

反过来，《医务总监关于支持哺乳的行动呼吁》写道："将近14%的美国雇主除了支付短期的伤残抚恤金以外，还提供带薪产假。"高薪雇员享受带薪产假的比例相对较高，这倒是意料之中的事。管理人员和专业人士中，有14%的人享受带薪产假；时薪低于15美元的雇员中，只有5%的人享有该福利；而在产业工人群体中，这个数字只有4%。

在美国，大部分女性在临产或收养婴儿时可享受12周的无薪假期。但对于多数母亲而言，她们的经济状况不允许自己休这么长的无薪假。如果一名母亲所在公司的员工人数低于50人，或者她在这家公司工作不到一年，或者在公司的薪资位列前10%，那雇主甚至都没有义务给她放这12周的无薪假。有的女性可以用短期伤残假、病假、私人事假和各种假期拼凑出一个带薪或部分带薪的产假。美国孕妇协会（American Pregnancy Association）提醒有宝宝的家庭要精打细算，以免出现经济困难。在美国，女性休产假的平均时间为6周，但有整整30%的女性表示她们完全没休产假。这个数字也因种族而异：有40%的西班牙裔女性、31%的非裔美国女性、27%的白人女性不休产假。

2010—2013年，奥巴马总统推行了三项关于母乳喂养的举措，因此得到了哺乳倡导者、妇女组织和医学界的盛赞。但似乎没有人注意到，他的每一项举措都是为了推广吸奶，而不是传统的哺乳。奥巴马的吸奶政策简直是强人所难：母亲要在没有产假的情况下，通过在上班期间吸奶来达到纯母乳喂养6个月的规定。

奥巴马于2010年推出的第一项举措是《平价医疗法案》的一部分，该举措修正了《公平劳动标准法》，强制雇主给予员工"适当的休息时间"，以便员工给孩子挤母乳，直到孩子12个月大。从表面上看，这项法规似乎是为了保障员工的权利。当然，奥巴马和许多哺乳倡导者也是这样宣传的，但实际上该法规对雇主做了太多让步，所以它远不如宣传的那样有利于职场母亲。

该法案的一个局限之处在于，如果女员工在上班期间吸奶，雇主可以扣除她相应的工资。"对于在上班期间得到适当吸奶时间的员工，雇主无须支付这部分时间的工资。"也就是说，许多在上班期间吸奶的女性需要接受减薪。这一点很关键，但很少有人讨论。雇主还可以要求女性加班，以弥补白天吸奶耽误的时间。实际上，美国卫生与公众服务部就提出了这样一条建议：雇主可以要求吸奶的员工提前上班或推迟下班。如此一来，这些女性一天的工作时间很可能就要从8小时延长到9—10小时，可家里的宝宝还等着她们去照顾呢。

《平价医疗法案》中的这项法规还让小企业有大空子可钻："如果这些要求造成了太大困难，雇用员工少于50人的雇主可不受这些要求的约束。"这相当于给小企业免除了支持员工上班吸奶的责任。法规制定者并不在乎是否给被迫上班吸奶的母亲造成了巨大的困难；他们关心的是，小企业主不应该承担与母乳喂养有关的任何费用。

该法规要求雇主"还必须为员工提供一个除卫生间之外的地方用于挤母乳"，这个说法同样过于含糊。要是知道雇主通常提供的挤乳场所有哪些，你肯定会感到震惊：同事的办公室、复印室、档案室、杂物间、几乎全由玻璃围成的房间、开放的会议室，等等。在一份供企业管理者阅读的刊物中，美国卫生与公众服务部给企业主吃了一颗定心丸：挤乳的房间可以小至4英尺×5英尺（1.86平方米）；如果公司空间有限，可以让员工去储藏室或储物区挤乳。

许多母亲表示，上班期间吸奶的压力很大，因为她们时时担心被同事撞见。实际上，真被同事撞见的情况不在少数，遭到同事偷窥的新闻更是多得出奇。有的女性甚至发现同事把她们吸奶的过程录成了视频——男同事在她们吸奶的房间的隐蔽处安装了摄像头。有这种遭遇的女性很可能还有许多，只不过她们从来没发现而已。为尽量避免此类风险，许多职场母亲选择在开车上班的路上吸奶——她们无奈之下放弃了隐私、端庄，甚至安全。

波比·博科拉斯（Bobbi Bockoras）在宾夕法尼亚州阿勒盖尼港的一家玻璃包装厂上班。2013年4月，她的女儿莱拉出生。大约一周后，博科拉斯给上司发消息，说她回到工作岗位后想继续给自己的宝宝喂母乳，所以打算在上班期间吸奶。上司回复说，她可以在洗手间吸奶。她提醒道，《平价医疗法案》明确禁止在洗手间吸奶。经过这次交流后，她打电话向人力资源经理解释道，根据哺乳母亲条款，她有权享受工作场所的一些便利。

博科拉斯于六月中旬回去工作，当时她女儿约六周大。她原先的工作是在密闭空间中搬运重物，而这次厂里给她重新分配了任务，让她去干不那么累的活。她可以在休息时去厂里的急救室吸奶，而且领导还给她安排了白班。看到领导积极响应她作为哺乳母亲的需求，博科拉斯打消了原先的担忧。

博科拉斯所在的玻璃厂有230名员工，其中女性只有30名。回到厂里后，她得知有同事开玩笑说，她要在"冷却间"吸奶——这是一个四面都是玻璃的房间，工人休息时可以去里面乘凉，避开车间的酷热。这些同事在冷却间里挂了个牌子，上面写着"吸奶房";有个同事给了她一只红色的桶,还说了给奶牛挤奶之类的话。这些玩笑让博科拉斯感到难堪。

但他们可没有到此为止。博科拉斯在急救室吸奶的时候,一些男员工经常"砰砰"地拍门,嚷着要进去。有时,她担心这些人会破门而入。她向上级抱怨自己遭到了骚扰;上级表示否认,不过还是建议她去其他地方吸奶。他推荐了三个地方,一是会议室,这个会议室有好几个没有遮挡的大窗户、两扇不带锁的门;二是淋浴间;三是一个没人用的更衣室。

博科拉斯选的是更衣室,因为可以锁门。但那个地方肮脏不堪,地上布满污垢和死虫子,地板还缺了一部分。几天后,有人搬走了更衣室里唯一的家具——一把椅子。博科拉斯休息的时间不长,来不及再找一把椅子,所以只好坐在地上吸奶。事后,她向人力资源经理反映了椅子被搬走的情况。

当天晚些时候,上司建议博科拉斯开始交替上白班和夜班,而不是只上白班。博科拉斯解释道,这会打乱她的哺乳规律。随后,她提交了医生开的证明。工厂的管理层一般都会根据工人的身体状况调整他们的工作日程,但管理层拒绝对博科拉斯让步。

另外,在更衣室的吸奶体验也更加糟糕。吸奶的时候,男同事经常敲打更衣室的金属门。一天,有人给门把手覆上了油和尖尖的金属碎片——这是厂里常见的恶作剧。博科拉斯向上级报告了此事,但那些男同事又故技重施。有一天,在餐厅吃午饭时,博科拉斯所在工会的组织者提醒大家要提防她,因为她有律师,而且会"起诉同事对她性骚扰"。经过两个月的这种几乎持续不断的压力，以及交替上白班和夜班的负担，博科拉斯的奶量减少了一半，而她的宝宝也因此不愿吃奶。

波比·博科拉斯的经历也许比大多数职场女性都要糟糕，但并不罕见。国际母乳会有一个关于工作与哺乳的网络论坛，很多人在论坛上讲述了在上班期间吸奶的悲惨遭遇。即便是成功在上班期间吸奶的女性也承认，这样的经历并不愉快——这是为孩子做出的牺牲，虽然她们为此骄傲，但这毕竟是巨大的牺牲。就连纯吸奶者也明白，吸奶是一个沉重的负担。

许多职场母亲表示自己遭到了同事的骚扰，这些同事反感她们占用工作时间吸奶，或者要在她们吸奶期间替她们干活。吸奶母亲反映最多的问题之一是，有同事抗议她们把泵出的母乳放在公用冰箱里，据说是因为担心她们的"体液"会污染冰箱里的食物。基本上每一位和我谈过上班吸奶问题的女性都经历过不快或尴尬；她们都说自己经常遭到同事的批评或嘲笑，而且他们往往把这种批评和嘲笑装作是玩笑话。可是，这类玩笑话深深地损害了女性的尊严和职业形象，所以我们需要严肃对待。很难理解这些玩笑话为什么不算骚扰。

然而，由于奥巴马的改革以及大众对母乳喂养的支持，上班吸奶似乎成了一种新常态。不久之前，人们还认为哺乳和全职工作是相互排斥的两件事，一个女人只能做其中一件，而奥巴马推行的支持吸奶法案却搞得好像女性能够兼顾两者——只要我们假定让别人用挤到奶瓶里的母乳喂宝宝也算哺乳。在上班期间吸奶已经成了我们对新妈妈的期望。既然女性"有权"在上班期间吸奶，那么"哺乳"似乎就和全职工作完全不冲突，正如美国卫生与公众服务部鼓吹的那样："母亲无须在哺乳和工作之间做出选择，而雇主也能留住有价值的员工！"这个解决方案看似实现了双赢，让职场母亲得以"哺乳"，但她们却要为此付出代价：加班、减薪、忍屈受辱。这可真是"两全其美"啊。

应当指出的是，就连这个极不完善的解决方案也很少得到执行。奥巴马对《公平劳动标准法》的修正虽然广受赞誉，但缺少效力。尽管修正案以严厉的口吻宣称"雇主不得歧视或报复享受这些便利的女性"，但它并不具备执行机制，违规的雇主也不会受到制裁。有些女性已经通过惨痛的教训认识到了这一点：她们提起法律诉讼，却以失败告终。

名义上负责执行该法规的部门是美国劳工部工资与工时司（WHD），但该部门出于法规灵活性的考虑，决定不公布具体的执行条例，这样对于哺乳母亲需要休息多少次、雇主应当如何满足她们休息的要求，双方都可根据具体情况做调整。WHD表示，他们更愿意逐个处理投诉。从该法规生效的2010年3月到2014年1月，WHD调查了169起投诉，发现71起违规行为。但该法规并不包含相应的处罚条款。WHD可以调解雇主与雇员之间的矛盾，可以向雇主解释他们对哺乳雇员的义务，但不能向违规的雇主处以罚款。有少数女性尝试将违规的雇主告上法庭，但目前为止她们并未取得多大进展。

安吉拉·艾姆斯（Angela Ames）是全美互惠保险公司（Nationwide Mutual Insurance Company）的一名减损专家。她的宝宝出生于2010年5月18日，比预产期早了五周。上司一开始跟安吉拉说，她可以到8月2日再来上班，但之后又改口，坚持让她早来两周，7月19日就要回公司，安吉拉照做了。一回公司，她就跟部门主管说，她需要一个吸奶的地方。部门主管回应道，给员工找吸奶的地方"不是她的分内工作"，并让她去问公司的护士。护士告诉安吉拉，她暂时还不能用公司的母婴室（尽管每层楼都有一间母婴室），因为要先填一些资料，而处理这些资料需要三天时间。护士让安吉拉使用患病员工经常用来休息的一个房间，但提醒她说这个房间里有病菌。就算没有被感染的危险，也有隐私暴露之虞：另外一名身体不适的员工正在用这个房间，而且房门没有装锁。护士让她过15—20分钟再去看看，但那时她的乳房已经胀痛难耐了。陷入绝望中的安吉拉回去找上司，上司说"回家陪你的宝宝去"，然后递给她一张纸，让她把辞职信写好。于是，安吉拉一边流泪，一边写下了辞呈。

数月后，安吉拉向艾奥瓦民权委员会（Iowa Civil Rights Commission）提起歧视投诉，结果石沉大海。之后，她又于2012年起诉全美互惠保险公司，指控该公司歧视女性和孕妇。她的主张得到了美国平等就业机会委员会（EEOC）的支持——该委员会是负责施行联邦反歧视法的政府机构。按照EEOC的说法，人们有这样一种刻板印象，即女性愿意在家带孩子，而相关的法律问题在于，1964年《民权法案》第七条是否保护女性不受到基于这种刻板印象的歧视。EEOC认为答案是肯定的，他们提交了一份法庭之友[①]意见书，称安吉拉是歧视的受害者。然而，艾奥瓦州南区的地方法官罗伯特·普拉特（Robert Pratt）驳回了这起诉讼案，他的结论是"没有哪个通情达理的人会认为她的工作条件无法忍受"。

在EEOC和美国公民自由联盟（ACLU）的支持下，安吉拉对该决定提出上诉。然而，2014年3月，一个联邦上诉委员会拒绝了安吉拉的听证请求。该委员会有三名成员，由共和党任命，他们拒绝的理由有些不可思议："全美互惠保险公司多次尝试为安吉拉·艾姆斯提供方便，这表明该公司有意与艾姆斯维持雇佣关系，而非强迫她辞职。" 2014年6月，第八巡回上诉法院再次拒绝了安吉拉的听证请求。即便有EEOC的支持，安吉拉仍连在法庭上讲述亲身经历的机会都没有得到。

《平价医疗法案》规定雇主有义务为挤母乳的女员工提供必要的时间与空间——从表面上看，这对于职场女性来说是一个重大进步。但现实情况很复杂——甚至不是"复杂"一个词能概括的。实际上，女性得到的只是一项糟糕的法规，该法规表示，女

---

①　美国诉讼中的"法庭之友"（Amicus Curiae）并非案件事实上的当事人，但基于对案件的兴趣或重大利益，能以第三方身份向法庭呈送法律意见书（Brief）甚至参加口头辩论，表达案件所涉法律问题的观点。

性现在可以满足纯母乳喂养六个月的要求，同时又能回到工作岗位上。雇主往往会违反这项法规，遇到这种情况，女性就要被迫为自己在上班期间吸奶的"权利"而抗争。然而当她们把雇主告上法庭，说雇主没有履行相关法律义务时，法官总是站在雇主这边。说到底，这项法规营造了一种印象，即新妈妈能够在上班期间吸奶，而且也应当这样做，从而给她们建立了一套全新的社会期望和规范。但职场母亲往往发现自己无法满足这些期望，这既因为职场中阻碍重重，也因为政府未能实行相关法规。

奥巴马的第二项母乳喂养举措是减税。2011年，美国国税局修订了一项政策，使得吸奶设备成为减税产品，但只适用于医疗开销总额超过调整后总收入的7.5%的纳税人。需要明确的是，减税并不意味着政府为吸奶器买单——米歇尔·巴克曼（Michele Bachmann）[1]就曾对这个问题大加抱怨，虽然她的抱怨并不明智。这项政策让父母得以在纳税申报单上采用分项抵扣法扣除一部分吸奶器的费用，但只有那些纳税等级最高的父母才能真正受益。对于纳税等级最低的群体而言，如果一个吸奶器卖300美元，经过减税后，他们需付270美元，总共节省30美元。但这个群体中的大多数人都不会用分项抵扣法；标准抵扣法[2]对他们而

---

[1]　美国律师，曾在美国国税局工作。

[2]　美国国税局为纳税人提供分项抵扣（itemized deduction）和标准抵扣（standard deduction）两种税收减免方式，前者即按照国税局规定的项目分项抵扣，后者抵扣的金额是固定的。两种方式只能二选一。

言更划算。

2013年，《平价医疗法案》规定私人健康保险计划和联邦医疗补助（Medicaid）必须涵盖吸奶器及其他哺乳与吸奶设备的费用，于是，上文提到的减税措施被取代。突然间，美国的每一位新妈妈都有权从她的保险公司免费获取一个吸奶器了。2015年，美国记者史蒂文·布里尔（Steven Brill）出版了一本引人注目的书。这本书长达455页，讲述了《平价医疗法案》得以通过的背后，隐藏了哪些政治与经济利益。每一家能从医保改革中获利的公司都雇了说客在国会山到处奔走。我问他，免费吸奶器是如何被纳入法案的，他表示没具体听说过吸奶器制造商的游说团体，但假如他们没有游说团体，那才让他感到意外。

我也没发现有此类游说团体，但吸奶器制造商肯定有一个亲密盟友：来自马里兰州的民主党参议员芭芭拉·米库斯基（Barbara Mikulski）。米库斯基撰写了《平价医疗法案》中的《妇女健康修正案》，并为了能让该修正案通过而积极活动。该修正案不仅包括免费吸奶器，还涵盖了一年一次的免费乳房X光检查和避孕用品。按照布里尔的说法，乳房X光检查设备制造公司在华盛顿有不少说客。

不过，对于免费吸奶器有什么实际意义，各方的解读不尽相同。不同吸奶器的价格差别甚远。手动吸奶器的价格在40—50美元之间，但电动吸奶器就要三四百美元。宝宝反斗城（Babies R Us）卖的医用级美德乐"心韵"（Symphony）吸奶器的售价更是高达2224.99美元。对于投保旧计划的客户，一些保险公司无须立即为他们承保。2012年8月，新客户即可享受免费吸奶器，而其他客户要等到2013年1月，有的甚至更晚。

多数保险公司为投保人支付或报销的是简约版的电动双侧吸奶器。此类吸奶器可以同时泵出两个乳房的奶，而且配有高性能马达，所以吸力较强，但缺点是配件不全：没有冷却袋、电池组，而且装吸奶器的盒子质量不太好。最受欢迎的吸奶器的价格约为400美元（包括所有配件），而保险公司提供的吸奶器只值250美元左右。

《平价医疗法案》的吸奶条例生效后，美德乐重新包装了公司最畅销的"时尚吸奶"吸奶器，以满足保险公司的要求。现在，妈妈们可以通过保险公司获得"时尚吸奶高级吸奶器入门套件"（零售店买不到），再单独去买其他附件。美德乐还增加了这款吸奶器的配件种类，这些配件都可以在零售店买到。

吸奶器及相关用具的市场本来就处于扩张状态，而吸奶器报销条例更是激发了这个市场的活力。长期以来，美国一直占据着全球吸奶器市场的最大份额，占比高达40%左右。2010年，美德乐公司表示，美国市场上有229万台吸奶器，包括手动和电动两大类。《平价医疗法案》的吸奶条例不仅扩大了美国吸奶器市场，也让这个市场发生了转变：该条例几乎消除了对手动吸奶器的需求（这种吸奶器其实只适用于偶尔的紧急情况），增加了对电动吸奶器的需求，而后者的价格高得多。2013年1月之后，消费者对电动吸奶器的需求增加了50%，供应商难以跟上这个节奏。美德乐和飞利浦新安怡这两家最大的吸奶器生产商以及其他公司都加快了生产速度。

美国吸奶器市场的规模最终应该会稳定在每年350万台左右，这一数字只略低于美国每年的活产婴儿数量。假设所有吸奶器基本上都经由保险公司售出，单价为250美元左右，那么美国吸奶器市场的市值大概会达到8.75亿美元。根据预测，到2015年，全球市场总值将超过14亿美元。

从哺乳到吸奶的微妙转变让生产吸奶器的公司赚了个盆满钵满，这些公司包括阿美达、美德乐、飞利浦新安怡、兰思诺等；这一转变也为一部分雇主提供了一个好办法，这些雇主既想留住员工，又不想给员工放产假，或者不愿承担新妈妈花时间哺乳而造成的损失。对于有的政客而言，让女性在上班期间吸奶也是个好办法——这些政客不愿提出有利于女员工的法规，比如产假法，因为此类法规可能会给企业带来损失，或者可能会被当作对美国经济竞争力的威胁。看来，在这个"三赢"的局面中，只有母亲和婴儿是输家。

第六章

"液体黄金"

　　制作人乳香皂需要17盎司橄榄油、18盎司红花油、2餐匙蜂蜜、6杯人乳。制作人乳冰淇淋只需要半杯人乳，此外还要用到香草、糖、碎冰、一撮盐。一位名叫贾斯敏·马什（Jasmine Marsh）的导乐用人乳制作了印度奶茶纸杯蛋糕，并饰以糖霜做的乳晕和乳头。在网上快速检索，就能找到各种人乳制品的做法，包括人乳千层面、人乳黄油、人乳蘑菇烩饭、人乳奶酪、加了焦糖酱和人乳的法式吐司、人乳酸奶、人乳水果奶昔、"妈妈冰棒"。妈妈冰棒就是用人乳制成的冰棒，据说特别适合出牙期婴儿食用。

　　我不得不假设人乳食谱是最近才流行起来的，自古以来，人乳并非烹饪或制作香皂的原料。但近些年来，由于有了吸奶器，很多女性的奶量大大增加，喂完了宝宝之后还有不少剩余。再加上如今人乳在人们眼中差不多就像"灵丹妙药"一样，或者至少算得上一种超级食品，所以很多人都热衷于食用人乳制品，以期增进健康。伦敦的一家冰淇淋店卖过一种用香草和柠檬皮调味的人乳冰淇淋，售价超过20美元一勺，第一天就卖了个精光。一些运动员开始用人乳来补充能量、增强力量。一位名叫海伦·菲茨西蒙斯（Helen Fitzsimmons）的母亲发现她父亲得了骨髓瘤，于是就用挤出的人乳喂他。总之，人们把人乳称作"液体黄金"，需求量很大。

早在1956年，国际母乳会的创始人就开始倡导哺乳，同时还主张培养母婴感情、提倡自然分娩、重申母性本能、建议母亲在家带孩子。她们认为，哺乳是建立母婴情感纽带的关键方式。婴儿的主要需求就是与母亲保持密切联系。哺乳之所以有益，正是因为它让母亲与宝宝产生了亲密的身体接触。

国际母乳会和其他哺乳倡导组织——如"大费城哺乳母亲"——并没有说母乳本身对婴儿有益，也没有说母乳具备神奇的化学特性。一部分原因可能在于，1956年的时候，关于母乳化学成分的研究少之又少。也有可能是她们忽略了相关研究，认为此类研究是为了将科学强加于育儿之上。不过，主要原因在于，和许多人一样，她们相信哺乳的益处是通过哺乳建立的母婴情感纽带。

随着时间的推移，支持母乳喂养的主要论点已经从"输送系统"（母亲）转向了"产品"（人乳）。过去25年来，每一场母乳喂养运动都强调了母乳喂养蕴含的"科学"。2004年由美国卫生与公众服务部发起的"宝宝天生就该吃母乳"运动有意把"科学"和"风险"作为宣传重点。每条广播广告都会以男性画外音结尾，引用关于母乳喂养功效的科学研究："有证据表明，吃母乳的婴儿耳部感染的风险要低10%。"一些批评者指出，这些广告利用科学的权威来强调风险，刻意使用恐吓策略诱使母亲给孩子哺乳。

2012年的"纽约哺乳"运动更是完全不提及哺乳这一行为。该运动的口号是"母乳对宝宝最好"。有一则广告说"母乳无与伦比"。还有一则广告区分了"妈妈制造"的母乳与"工厂制造"的配方奶粉，仿佛父母是在比较不同的商品，而非不同的做法。

采访"纽约哺乳"的设计师托马斯·法利博士的时候，我问他这次运动为何着重宣传母乳，而不强调哺乳。一开始，这个问题似乎让法利吃了一惊。他答道："我们从来没那样想过。"这话的意思是，他们没考虑过用奶瓶给婴儿喂母乳与用乳房给婴儿哺乳有何不同。"我们当时认为母乳和配方奶粉都是可供选择的产品，只不过我们选择了母乳。"听法利讲话的过程中，我意识到，他把母乳说成是一种产品，这种描述正是整个公共政策与营销思维的关键所在。从哺乳到母乳的转变貌似不易察觉，却产生了重大影响，受影响的不仅是母亲与婴儿，还包括商业。于是，我开始思索这一转变是如何发生的。推动转变的究竟是什么？

之后我发现，人们开始关注人乳，有多方面的原因。法利立刻揭示出了第一个原因。我问他是否觉得用奶瓶给婴儿喂母乳不同于用乳房给婴儿哺乳，他停顿了好一会儿，才缓缓点头。"嗯，我明白你的意思。我从来没这么想过。我们从来没考虑采用'哺乳对宝宝最好'这种说法。"回想起来,法利发现"纽约哺乳"的广告传达了这样的信息:最重要的是母乳,而不是哺乳。

在我们之后的谈话中,法利似乎暗示,着重宣传母乳的决定或许不只是出于疏忽。"我觉得我们之所以把宣传的重点放在母乳上,而不关注哺乳,是因为如果我们说'女性应该哺乳',那会给职场带来过大的改变。所以说,要给她们一个更容易的选择。"考虑到纽约市的大部分女性生完孩子后不久就会回去工作,再加上职场的特殊结构,卫生专员法利认为提倡哺乳不切实际。由于美国没有产假,传统的哺乳对很多女性而言基本上无法实现。法利还指出,他是迈克尔·布隆伯格手下的卫生专员,而布隆伯格市长拥有强大的商业利益集团。法利似乎认为,对于要求或间接要求给女性放产假的哺乳运动,布隆伯格基本上不可能支持。像法利这样的政策制定者对于让女性重返工作岗位的需求相当敏感,而这种敏感性正是宣传重点从哺乳转变到母乳的一个重要原因。

但这不是唯一的原因。在医学期刊中以及别的地方,母乳喂养(breastfeeding)一词正在被"人类泌乳"(human lactation)所取代。人类泌乳指的是对"乳房生长发育、乳汁合成、泌乳、排乳、哺乳机制的生理学与生物化学"的研究。讽刺的是,这个术语能流行起来,有哺乳倡导者的一份功劳,这些倡导者为了获得专业、合法的地位,把自己的头衔换成了"泌乳顾问"。

虽然美国医务总监埃弗里特·库普于1984年召开的推广母乳喂养的研讨会几乎没有产生什么实际效果，但此次研讨会将"专业教育"确立为"为了让母乳喂养成为社会规范而需要解决的六大问题"之一。1985年，国际泌乳顾问认证委员会（IBLCE）成立，这是一家负责考核、认证职业泌乳顾问的机构，他们设计的考试结合了"科学事实与实用的母乳喂养管理原则"。国际泌乳顾问协会（ILCA）也于同一年成立。1993年，ILCA召开了第一次泌乳教育/课程负责人会议，旨在制定"职业泌乳管理教育的国际标准"；1999年，ILCA正式成立了一个职业教育委员会。经过认证的泌乳顾问可以在自己的名字后面加上IBCLC这几个字母（指的是国际委员会认证的泌乳顾问），而且就算她没有医学或护理学位，病人和同行也会认可她是一名医学专业人士。

"泌乳顾问"这个词发明之前，伊迪斯·怀特就已经是一名哺乳教育者和培训师。她告诉我，像她一样的哺乳倡导者一直非常渴望让这个领域专业化。她们觉得，专业化之后，自己在跟顾客乃至护士和医生打交道的过程中会更具权威。其实，包括伊迪斯在内，很多原本就在从事哺乳倡导工作的女性没有参加考试，就获得了IBCLC的头衔。现如今，在哺乳协助与倡导领域工作的大多数人都是经认证的泌乳顾问，认证过程包括学习人类泌乳。这一现状也是逐渐重新定义母乳喂养的因素之一，简单地说，就是定义成"母乳的生产"。

虽然泌乳顾问参与了这一重大的重新定义过程，但她们多半可能并非有意为之。多数泌乳顾问即便不完全遵从国际母乳会的所有准则，可能也会赞同该协会的这样一条信念：母乳喂养的本质特征在于，它为母婴情感纽带的建立提供了重要机会。几乎可以肯定，这些泌乳顾问在无意间参与了重新定义母乳喂养的过程：母乳喂养被重新定义为食用人乳。

但是，制造吸奶器或者加工、销售人乳产品的公司就不一样了。他们不仅在重新定义母乳喂养的过程中发挥了重要作用，他们的所作所为还反映出一种精心设计的企业策略。

整个吸奶器产业依赖于如下前提：怎样喂宝宝并不重要，重要的是你喂他/她什么。吸奶器制造商暗示人们，婴儿最需要的是人乳。瑞士公司美德乐打过一个广告，内容是几位妈妈在超市挑选不同品牌的包装好的母乳。这些制造商用这种方式模糊哺乳与食用人乳之间的界限，从而把自己定位成哺乳倡导者。吸奶器实际上也被描述成帮助女性哺乳的产品：母亲不在宝宝身边时，吸奶器可以维持母亲的奶量。但从来没人揭露如下事实：维持奶量的办法其实就是用机器抽取母乳，这种做法消除了母婴接触的需要。

自1961年以来，美德乐一直专注于生产吸奶器和相关用具，如瓶子和储存容器。该公司还资助了有关人乳和人乳提取的广泛研究。20世纪90年代末，美德乐开始资助西澳大学生物化学学者彼得·哈特曼（Peter Hartmann）的实验室，帮助他建立人类泌乳研究小组。这个小组研究"乳汁从乳房中排出的机制"，从而为

"人类泌乳的临床管理提供实证依据"。美德乐把自己与该研究小组的关系确立为伙伴关系。

其实，哈特曼本来学的是农学，主要研究乳牛的泌乳。他的早期研究得到了澳大利亚乳业的资助。博士毕业后，他分别在英、美、澳三国担任过乳牛泌乳相关的博士后职位和研究岗位。美德乐的网站是这样介绍他的："彼得既研究乳畜和母猪的泌乳，也研究女性的泌乳。"哈特曼最近写过一篇关于小猪的文章，不过他现在主要写的是人类泌乳方面的文章，这也是美德乐聘用他的目的。

实际上，美德乐的企业利益和资助行为正在推动一个全新的研究分支，而这个研究分支正迅速将母乳喂养变为"人类泌乳的临床管理"。从2000年到2009年的十年间，哈特曼写了21篇有关母乳和人类泌乳的研究文章，这些文章由美德乐赞助，发表在本领域的一些最重要的医学期刊上，比如《儿科学杂志》、《人类泌乳期刊》（*Journal of Human Lactation*）、《哺乳医学》。这些文章涵盖的主题包括：人乳的成分、抽吸力度对挤人乳的影响（即探讨以多大的吸力吸取人乳的效率最高）、使用吸奶器排乳、如何使人乳中的脂肪含量满足标准，等等。

美德乐至少有两个充分的理由来资助这项研究：一是为了给出证据证明人乳是一种有价值的，甚至至关重要的商品，这种商品必须从源头提取；二是为了激发、开发、生产、测试新产品。按照美德乐的说法，该公司的多项技术都要直接归功于哈特曼的研究，比如一种"叫作'双韵律挤乳'的独特吸奶模式，它逼真地模仿了婴儿自然的吃奶节奏"。

其实，美德乐的大部分技术创新似乎都是为了让母乳喂养更快、更高效。美德乐自夸道："就排乳量而言，使用心韵吸奶器5分钟相当于哺乳16分钟。"换言之，美德乐吸奶器的吸奶效率是婴儿的三倍。哈特曼等人写的另一篇论文表明："若使用最大舒适度模式，7分钟即可排出乳房内80%的乳汁。"美德乐表示，最大舒适度模式的吸力是"母亲所能忍受而不至于产生不适的最高吸力"。美德乐建议母亲使用该模式吸奶，这样可以让效率达到最高。

当然，大家都很想提高速度和效率，这对雇主和母亲都有好处：雇主当然希望女员工在上班期间可以快速完成吸奶；对母亲来说，有的母亲被迫利用仅有15分钟的休息时间来吸奶，甚至要在开车时做这件事。但我们难免会觉得，母乳喂养的整个概念正在遭到过度扭曲。不久之前，母乳喂养的主要目标还是以温馨和舒适的方式抚育孩子；而现在，这样的目标已经被强调效率和速度的泰罗主义①所取代。

2006年，美德乐发起了"美德乐国际母乳喂养与泌乳学术会议"。该会议于每年4月在欧洲的不同地点举行，2014年的举

---

① 泰罗主义即泰罗制，是由美国工程师弗雷德里克·泰罗（Frederick Winslow Taylor，1856—1915）创造的一套测定时间和研究动作的工作方法。根本目的在于如何提高企业生产效率，追求所谓的"科学管理"。

办地是马德里。近十年来，该会议的国际关注度越来越高，最近
几年的每次会议都有三四百人参加，包括医学专业人士、泌乳顾
问和吸奶器制造行业的代表。他们前来听取9—10位受邀专家的
发言，这些专家多数都在开展关于人乳性质和人乳提取的研究。
2013年，理查德·尚勒博士作为特邀演讲嘉宾出席了会议——如
前所述，他是美国儿科学会母乳喂养分会主席，为该学会撰写过
关于母乳喂养与母乳的政策声明。在演讲中，他介绍了人乳给早
产婴儿带来的医学益处，这是他的一项研究课题。

　　作为美国儿科学会的一部分，母乳喂养分会并不募集独立
资金。分会的成员通过电话开会、利用邮件沟通，主席和其他活
跃的理事会成员的工作完全是自愿且无偿的。他们可以从美国
儿科学会那里领到一小笔资金，用于举行不定期会议。在尚勒的
印象中，母乳喂养分会只获得过一次独立资金。这笔钱来自一家
吸奶器制造商，但尚勒没具体说是哪家。我问尚勒是否觉得这笔
资金或者他作为特邀发言人参加美德乐的会议体现了一种利益
冲突，他说自己并不这样觉得，"因为吸奶器制造商也是哺乳倡
导者"。

　　尚勒似乎想说的是，母乳喂养分会和美德乐的利益是一致
的，因为两者都提倡母乳喂养。但是，如果吸奶器制造商实际上
倡导的是人类泌乳——这种做法强调的是人乳的生产与人工提
取——那么称他们为哺乳倡导者真的合适吗？吸奶器制造商的企
业利益实际上取决于那些放弃哺乳而选择吸奶的母亲，她们这么

做是因为外界施加的压力越来越大，无法摆脱。

2008年，许多泌乳顾问也注意到了这种矛盾。当时，美德乐开始生产并推销奶瓶和奶嘴。这些顾问表示，美德乐的做法违反了《国际母乳代用品销售守则》（该守则最初是为了制止配方奶粉公司推销配方奶粉和喂养用具）。国际泌乳顾问协会、国际母乳会、国际母乳喂养行动联盟（WABA）、国际婴儿食品行动网（IBFAN）都与美德乐断绝了来往，不再接受美德乐的赞助、资助、广告。

另一方面，尚勒博士可能会从不同角度来看待这个问题。如前所述，母乳喂养分会主席尚勒博士实际上是一名新生儿学专家。他在母乳喂养领域的经验可以用如下文字概括："对人乳及以人乳喂养早产婴儿的研究超过30年。"早产婴儿基本上无法通过传统的哺乳方式摄入母乳，因为他们的身体过于虚弱，无法协调呼吸、吮吸、吞咽这几个动作，通常要用一根通过鼻或嘴进入胃的导管来给他们喂食。等到力量有所增长后，他们就可以通过奶瓶进食了。在尚勒博士看来，吸奶器和奶瓶对于"哺乳"的成功至关重要。他告诉我，他认为用奶瓶喂婴儿吃人乳与哺乳并没有多大区别。母乳喂养分会的500名成员选他当主席，这一点也表明，哺乳在很大程度上已经被吸奶和人乳消费所取代。

尚勒博士研究过给早产婴儿喂养人乳，这一经历促成了他与普罗莱塔生物科技公司的合作。普罗莱塔公司成立于1999年，致力于"推进人乳科学"；该公司用人乳生产营养补品，供早产婴儿食用。公司的加工厂位于加利福尼亚州工业城，就在洛杉矶市区以东。该加工厂用人乳生产为早产婴儿设计的四种不同产品：营养补充剂、热量补充剂、早产婴儿配方奶粉和经过标准化处理的捐赠母乳。2015年，普罗莱塔公司计划加工340万盎司（10万升）母乳。该公司生产的营养补充剂售价为每盎司（约30毫升）180美元，一名早产婴儿在数周内可能就要消耗掉1万美元左右的营养补充剂。在900家配有极早产儿重症监护室的医院中，大约有150家使用普罗莱塔公司的产品。首席执行官斯科特·埃尔斯特（Scott Elster）表示，公司正以每年40%的速度增长，不过由于是私有企业，所以他没有披露利润。

普罗莱塔的董事会成员基本上都有丰富的风险投资经验或制药业从业经历。讽刺的是，其中一位名叫厄尼·斯塔帕松（Ernie Strapazon）的成员之前在雀巢担任过"良好开端"（Good Start）婴儿配方奶粉生产部门的总裁。普罗莱塔目前已获得4600万美元的风险投资基金，而且让我颇感意外的是，占领这一细分市场的公司并不止它一家。

普罗莱塔从全国各地的母乳捐赠点获取原材料——人乳。多年以来，普罗莱塔一直免费索取人乳。2014年，考虑到产量的预期增长，普罗莱塔决定开始给那些为公司提供人乳的女性支付报酬。不过，普罗莱塔的出价仅为每盎司1美元，这比公开市场上的价格低了三分之一到二分之一。许多哺乳倡导者担心，普罗莱塔和其他以人乳为原材料的公司正在与合法的捐赠团体争夺人乳。非营利组织北美母乳库协会（Human Milk Banking Association of North America）就是这样一个捐赠团体，它为处于重症监护中的早产婴儿募集人乳。

和美德乐一样，普罗莱塔生物科技公司也有意宣传"母乳是有价值的资源"这一观念。自2005年左右以来，普罗莱塔已赞助至少15项不同的研究，这些研究涉及人乳的化学成分和益处，以及该公司产品对早产婴儿的影响。2013年和2014年，该公司资助的三项临床研究中有两项是由尚勒等人开展的；公司网站上有八篇论文被归为"普罗莱塔生物科技公司的已发表论文"，其中有两篇是尚勒与他人共同撰写的。所有这些论文都发表在经同行评审的医学期刊上，包括颇具声望、影响力极大的《儿科学杂志》，而且还披露了如下信息：多数作者都"从普罗莱塔生物科技公司获得了资金支持"。虽然其他医生与普罗莱塔的合作似乎更频繁，但普罗莱塔肯定很乐意让美国儿科学会母乳喂养分会的主席来开展关于该公司产品功效的临床试验、给公司撰写论文。

实际上，医生和科学工作者开展的研究受到公司资助，而研究结果与该公司的经济利益直接挂钩的情况并不罕见。美德乐和普罗莱塔都资助过此类研究，研究结果先后发表在经同行评审的重要医学期刊上。我们很难弄清楚有多大比例的医学研究是由私营企业资助的，不过可以明确的是，像美德乐和普罗莱塔这样的企业正在推动一系列研究，这些研究将人乳生产与消费凌驾于哺乳之上。和配方奶粉一样，人类泌乳也成了一桩大生意。

其实，普罗莱塔生物科技公司只占据了新兴的人乳市场的一小部分。由于美国母亲普遍使用吸奶器，她们家里的冰箱塞满了袋装、瓶装、冰格盘装的冷冻人乳。母乳喂养的历史上第一次出现了母乳供需不相称的情况。由于"母乳是'液体黄金'"的观念得到广泛认可，母亲们舍不得扔掉多余的母乳。很多母亲为她们的产奶量感到自豪。我有一些朋友经常打开她们家的冰箱，向我展示她们挤出了多少母乳。可是，一旦发现自己的宝贝孩子永远不可能吃完一大冰箱的母乳，她们就会开始思考如何避免这些母乳被浪费掉。于是，她们便寄希望于网络市场。

和吸奶一样，母乳市场也并非美国独有，不过美国的母乳市场比其他地方普遍得多。这个市场兴起的主要原因似乎是母乳供应过剩，而母乳供应过剩是由过度依赖吸奶器造成的。过度依赖吸奶器的原因又是什么呢？是企业的有效营销活动和政府的重大激励措施。如今，女性把她们多余的母乳送到全城、全州乃至全国各地，送给那些无法产奶却又想用母乳喂宝宝的陌生人。吸奶器和互联网一起彻底改变了"乳母"这个行业。

如前所述，直到20世纪初之前，乳母还很常见。劳动阶级的女性为了能外出工作而雇用乳母；中上层阶级的女性雇用乳母是为了体现阶级特权，因为女士哺乳是不合潮流或不得体的行为。此外，还有很多女性雇用乳母是因为她们的宝宝发育不良，或是因为她们自己的奶水不足。

但是，旧式乳母和互联网时代"乳母"的关键区别在于，前者出售的是一项服务。从前的乳母会把你的孩子带走，给孩子哺乳，通常一次持续数月。如今，婴儿喂养的工作依然是"外包"的，但这项工作的重点不再是服务，而是人乳这种产品，而且通常以网络作为销售和购买平台。

从一定程度上来说，这一新局面可以归咎于抵制雀巢运动造成的长远影响。雀巢这家跨国公司在发展中国家的推销行为损人利己，引发了美国民众的愤慨，而民众的愤慨不仅促进了国内哺乳率的提高，也导致了这样一种现象：对母乳喂养的信奉往往伴随着对配方奶粉的妖魔化。由于配方奶喂养已经恶名昭彰，许多无法产奶的美国母亲不再使用配方奶粉，而是在不受监管的网站上从未知捐赠者那里购买未经筛选和消毒的人乳。目前有成千上万名女性在网上出售自己的母乳，而购买者也有成千上万。2011年，《纽约时报》的一篇报道表示："最受欢迎的四个母乳分享网站上的发帖数超过13 000。"

这些母乳分享网站不同于经北美母乳库协会认证的官方母乳库。母乳库会筛查所有捐赠者，以确保她们没有传染病，而且还会给获捐的母乳杀菌。但美国和加拿大总共只有22个经认证的母乳库——大部分州一个都没有。另外，这些母乳库收集的母乳基本上都是给新生儿重症监护室中的婴儿准备的，售价为每盎司三到六美元。健康足月婴儿的母亲没有资格获取这种母乳，而且很多母亲估计也买不起。

不过，父母可以在Only the Breast这个网站上以每盎司一到三美元的价格买到母乳。该网站还为捐赠者和购买者发布分类广告，《纽约时报》称其为母乳界的克雷格列表（Craigslist）网站①。在该网站上打广告的捐赠者往往会提及她们的健康状况，她们宝宝的健康状况，以及她们平时吃什么。许多捐赠者声称自己不喝酒也不抽烟，有的人说自己经过了母乳库的认证，有的人有大量冷冻母乳待售，还有人表示可以定期不断提供泵出的母乳。

人乳很贵。一到六个月大的婴儿每天大约要吃25盎司母乳，正常范围是19—30盎司。假设每盎司母乳价格为两美元，那么父母每天要花50美元购买母乳，每个月就要用去1500美元。如果吃配方奶，每个月只需100美元左右。

人乳还不太安全。2013年，医学期刊《儿科学杂志》上发表的一项研究表明，网上购买的人乳往往含有细菌。研究人员在母乳分享网站上匿名购买了101份人乳样品，他们发现"大部分网络样品（74%）无法达到北美母乳库协会的免杀菌喂养标准"，"大部分样品中检测出了葡萄球菌，大肠菌群和链球菌也相当普遍。有三份网络样品被沙门氏菌污染"。发表于2015年3月的后续研究显示，超过10%的样品并非纯母乳，而是掺杂了10%以上的牛奶。

---

① 美国的一个大型免费分类广告网站，由克雷格·纽马克（Craig Newmark）于1995年创办。

这些研究结果虽然不足为怪，但还是让人担忧。在网上买的由未知捐赠者邮寄且未经筛选和消毒的人乳会是可靠、安全、无菌的人乳吗？我个人是不相信的。这种人乳甚至不一定是真的人乳。

更让人担忧的是，人乳中还可能含有其他细菌和病毒。艾滋病、肺结核、甲肝、乙肝、莱姆病、梅毒、水痘都可以通过人乳传播。巨细胞病毒（一种疱疹病毒）通过人乳传播的情况相当普遍。另外，网上购买的人乳显然还可能含有酒精、毒品、药物。

一个小小的失误就可能让人乳变得不安全，比如把人乳放在冰箱外面太久。考虑到这一点，许多父母的做法不仅难以置信，还让人揪心：他们在购买人乳时不加挑选，也不怀疑人乳的品质。母乳地位崇高，所以在通过不受监管的渠道购买人乳时，人们往往忽视或轻视这样做的巨大风险。

有一些哺乳倡导者之所以反对母乳分享，正是因为考虑到这些风险。长期以来，国际母乳会一直建议人们不要找乳母，不要交叉哺乳，也不要通过不正规的母乳库分享人乳。美国儿科学会也建议人们不要分享人乳、不要在网上购买人乳。

还有一些哺乳倡导者和父母却力挺这种做法。他们相信，让宝宝吃上母乳很重要，就算冒一点险也值得。尽管有《儿科学杂志》上的研究证据摆在那里，他们依然坚称风险很小，还天真地表示，母乳捐赠者不可能让别人家孩子的健康受到威胁。这种罔顾现实的态度可能会导致离谱的逻辑跳跃。有证据表明，人乳经常遭到污染，而一名哺乳倡导者在网上对此做出的回应是：捐赠者知道，那些只买一盎司人乳的人不会用这一点人乳来喂婴儿，所以才没有像平常一样给人乳杀菌。这种怪诞而牵强的说法暗示捐赠者可能有两个不同的奶库，分别存放的是无污染的奶和被污染的奶；如果捐赠者怀疑顾客是出于恋物癖或其他不道德的目的而购买人乳，她们就把被污染的人乳卖给他们。虽然这位哺乳倡导者举的例子不太好，但她的中心思想很明确：每一位哺乳女性都无可指摘。哺乳的人都是好人。

捐赠人乳不干净的消息在2013年传开之后，另一个母乳分享网站Eats on Feets不再允许人们发布买卖人乳的广告。随后，该网站发布了促进安全人乳分享的准则，倡导"以社区为基础、无商业目的的母乳分享"。不过，他们的"社区"是一个虚拟概念，社区成员通过脸书主页Eats on Feets互相联系，而成员之间的实际距离可能很远。这绝对不是那种以面对面交流或人际关系为主导的家庭手工业。所谓"无商业目的"指的是，通过该网站"分享"的人乳必须无偿捐赠，而不能有偿出售。该组织希望通过消除盈利动机来确保捐赠者都是安全可靠的。为了避免意外，他们建立了一个诚信制度：捐赠者如果身体不健康或者服用了危险药物，就应该"自行退出"。他们还建议对捐赠者进行筛查。

"给宝宝找母乳"（Human Milk 4 Human Babies）也是一个倡导、促进母乳分享的组织，该组织"以社交媒体为平台，帮助当地家庭建立现实联系，并凝聚为可持续的母乳分享社区"。需要人乳和捐赠人乳的人可以直接在"给宝宝找母乳"的网站上发布相关信息。很多母亲在网站上写道，她们急需人乳。在"给宝宝找母乳"康涅狄格州分部的脸书网页上，有人问道："有没有恩菲尔德镇的朋友？今天可以捐一点人乳过来吗？"在这个网站上匿名发帖的女性一般会提议在停车场或高速路出口处见面。对于为何匿名发帖，她们解释道，因为家里人——通常是母亲或婆婆——反对人乳分享。她们不想让任何人知道这件事。

"给宝宝找母乳"似乎是同类组织中最激进的一个，它无意通过实际的组织工作提高人乳分享的安全性，而更希望恢复母乳喂养，甚至恢复集体共享哺乳①——这是一种政治行为，一种女权主义行为。该组织的宗旨声明违背了国际母乳会、美国儿科学会等团体对不规范人乳分享的警告。"人乳分享是一项被剥夺了的重要传统。重拾传统的关键在于，我们应当重新信任自己、信任邻居、信任我们的女同胞。"该组织希望"人乳分享和乳母行业能够变得普遍，婴儿可以随时随地从女人的乳房中吃到奶"。他们在网站上声明，尽管美国食品药品监督管理局和加拿大卫生部"发出了人乳分享存在风险的警告"，他们依然"坚持自己的立场"。

生产吸奶器和人乳副产品的公司并非中立、仁慈的赞助商。

---

① 即在一个集体中，母亲们互相给别人的孩子哺乳。

他们推动的一系列研究已经完全改变了母乳喂养，但这些研究多半尚未得到承认。因此，很少有人思考这种改变的后果。我们不清楚用奶瓶喂母乳的益处是否等同于用乳房哺乳，目前也尚未有研究对这两者带来的益处做出区分。这一研究空白以及有关讨论的缺失相当显著——毕竟，奶瓶喂养正在逐渐取代传统的哺乳，而且人们普遍认为两者完全等效。

根本问题在于，没有人确切知道奶瓶喂养带来的益处是否与传统哺乳相同。不过，我采访过的儿科专家和母乳喂养研究者倾向于认为二者不是一回事。例如，法利博士认为，哺乳的实际健康益处仅限于略微降低染病的概率。他说，仅从身体健康的角度而言，哺乳的益处很小。他认为，哺乳的真正价值在于它的社会心理影响——他指的是能够增进社会福祉的长期社会心理影响。

"我很难说这是一个多么大的公共卫生问题，因为短期来看，哺乳的作用是预防感染，也许还有别的看似不起眼的好处。但如果哺乳能对社会心理产生影响，那它就会带来各种长远的益处，而不仅是起到预防感染的效果。比如说，它可以改变反社会行为和滥用毒品的现象。我没有这方面的证据，但即使没有确切的数据，作为一名儿科专家，我还是相信哺乳确实能带来社会心理方面的益处。"

法利博士相信，这些潜在的益处并非来源于人乳的化学特性，而是来自母亲哺乳时与宝宝形成的情感纽带。法利并未回避进一步的逻辑推论："当然，如果哺乳的益处在于社会心理层面，那就意味着吸奶这种做法并不好。没错，就是这样。"法利的话说明他与那些旧式的哺乳倡导者和践行亲密育儿法的父母处于同一阵营。

即使是那些不一定关注母婴情感纽带的潜在社会心理益处的医生也认为，哺乳的一部分最重要的益处来自母婴之间的密切互动，而不仅仅来自食用人乳。举例来说，如果哺乳对于认知发展确实有积极影响，那我们有理由认为，光是食用人乳并不能实现同样的影响。

如前所述，克雷默的PROBIT研究有一项引人注目的发现：哺乳似乎确实有利于认知发展。但这一发现与其他一些关于认知发展的研究并不相符，尤其是不符合美国医疗保健研究与质量局于2009年开展的整合分析。该分析评估了所有关于这个问题的最新研究，结论是"基本上没有证据表明母乳喂养与儿童认知能力之间存在关联"。

那么，为什么PROBIT研究在这个问题上的结论不同于其他研究呢？原因可能在于，这项研究在白俄罗斯开展，参与研究的哺乳女性几乎没人使用吸奶器。据克雷默估计，"在参与研究的17 000名女性中，大约有5人"可能用过吸奶器。也就是说，几乎每一位参与该研究的哺乳女性都用自己的乳房哺乳。如果重要的是用乳房哺乳，而不是母乳本身，那么在美国开展的研究就不太可能发现母乳喂养对认知能力的提升，因为美国的研究并不区分用奶瓶吃母乳的婴儿与衔着乳头吃奶的婴儿。

PROBIT研究之所以发现哺乳有利于认知发展，的确有可能是因为参与研究的白俄罗斯女性用乳房给孩子哺乳。此外，还有两个充分的理由可以解释为什么哺乳对于认知发展的影响比母乳更大。许多研究者认为，哺乳之所以能影响神经认知，是因为哺乳母亲与婴儿之间有密切的互动。他们猜测，哺乳的女性一般来说与她们的孩子有更亲密、更持续的接触。哺乳时，她们会跟孩子说话、低头看孩子、与孩子对视、朝孩子微笑。克雷默认为，这种亲密互动的特性也许可以说明，为什么他们发现两组孩子的最大差异在于言语智商。克雷默还喜欢援引一项著名的研究，该研究发现，相比与母亲分离的鼠宝宝，被母亲舔舐过、梳过毛的鼠宝宝更擅长跑迷宫、记线索。

第三个理由是：母乳并不含有可能影响智力的任何物质。克雷默认为这个理由很有说服力。他解释了起作用的化学因素。"我认为，（相对于人乳）哺乳最有可能是造成神经认知差异的原因，因为我们可以看到具体的一些分子——人乳寡糖、免疫球蛋白A、乳铁蛋白——我们可以在体外和实验动物中看到这些分子如何减少胃肠道感染和呼吸道感染。我们把这些机制都弄清楚了。我们对母乳的成分已经有了足够的了解，所以我们知道，母乳可能不足以造成这种（认知方面的）影响。"

2011年，发表在《美国公共卫生期刊》（*American Journal of Public Health*）上的一篇文章指出，挤出来的人乳在预防感染方面的效果可能也不如婴儿直接从乳房吃到的。实际上，挤出来的人乳本身就有可能引发感染。人乳挤出后通常会被放入冰箱冷藏或冷冻,而冷藏和冷冻可能导致人乳中各种成分的降解以及细菌滋生。用吸奶器挤出的人乳还会接触到乳头保护罩、阀门、奶瓶、奶嘴,其中每一个部件都有可能被污染。有研究表明,"用吸奶器挤出的人乳中的细菌数多于用手挤出的人乳中的细菌数。"

哺乳率和哺乳持续时间的数据来自全国免疫调查,而该调查并未区分哺乳与吸奶。因此,我们其实无从得知母乳喂养的婴儿吃到的母乳中,有多少来自奶瓶,又有多少来自乳房。《美国公共卫生期刊》上的那篇文章表示:"我们至少应该把'乳房喂养'和'挤出乳喂养'区分开来,并确定每种喂养方式的持续时间。"

克雷默也认为,用乳房哺乳与用奶瓶喂母乳之间的区别应当成为一项研究的主题。在我们关于PROBIT研究的谈话接近尾声时,他表示,目前还没有人研究过两者的区别,这让他感到意外。"吸奶在这个国家非常普遍,所以这项研究应该有人去做。"在介绍PROBIT研究发现的哺乳与认知发展之间的关联时,克雷默照例承认,科研人员还不清楚影响认知发展的到底是母乳中的某种成分,还是母婴之间的互动。他强调:"这个问题确实需要研究。"

克雷默承认,此类研究比较复杂,而且可能耗资甚巨,但并非无法实现。他认为,也许科学界还没有赶上母乳喂养方式的变化。这也许只是由于思维惯性，或者是因为还没有人考虑过这个问题。

不过，也有可能是因为研究的兴趣不大，至少在某些方面如此。通过国立卫生研究院（NIH），美国政府每年资助303亿美元用于本国的医学研究。如果有新的研究发现用奶瓶喂母乳甚至不能像传统哺乳一样产生有限的积极影响，那这项研究的证据就会直接否定2009年以来的每一项重大哺乳倡导举措，而且还能为相关变革提供有力的论据，比如实行六个月法定产假，或者改变职场结构，从而让母亲能够按时给孩子哺乳，或者两者兼有。

吸奶器制造商以及近年来制造人乳产品的各大公司也是母乳喂养研究的主要资助者。如今，母乳喂养研究的方向转向了人乳的化学成分以及高效排乳，正是这些公司推动了这一转向。像美德乐、阿美达、普罗莱塔生物科技这样的公司似乎不太可能积极资助有可能损害公司经济利益的研究。他们的利益直接维系于这样一种说法：母乳喂养的益处来自母乳，与喂养方式无关。

我们完全可以理解，为什么一些群体有意宣传"人乳是有价值的商品"这种观念。这些群体包括吸奶器制造商，在生产和制作过程中以人乳为原材料的公司和厨师，甚至还包括纯吸奶者和一些通过在线出售自己的人乳来赚取可观收入的女性。

我们仍处于从母乳喂养转变到人乳消费的最初阶段，这一转变产生的影响尚不清楚。不过，由于美国的每一位母亲都能免费获得吸奶器，人乳消费可能很快就会基本取代母乳喂养。随着产量增长、市场愈发规范，富有的母亲可能会做出如下推断：在公开市场上购买母乳比自己分泌母乳更简单（其实已经有人这样想了）。还有一些母亲会意识到，她们可以从自己身上提取人乳这种商品，然后拿去卖钱。一旦母乳喂养沦为人乳的生产与消费，就会产生分歧和利益冲突——每个市场中生产者与消费者之间的关系都是如此。我们应该思考一下，这种交易会造成哪些伦理与法律后果，因为现在的局面早已无法挽回。

第七章

"母乳可能会害死宝宝！"

——哺乳主义与艾滋病毒

　　1981年，美国疾控中心首次报告了5例罕见的肺部感染病例，感染者是免疫系统受损的男同性恋，来自洛杉矶。到了1981年末，每周都会出现五六个这种神秘疾病的新感染者。1982年7月，美国疾控中心首次将这种病称为获得性免疫缺陷综合征（AIDS，即艾滋病）；当时，美国每天都有1—2例新增病例。

　　新出现的这场艾滋病危机看似与抵制雀巢运动毫无关联，哺乳倡导者似乎也犯不着担心——当时，她们反倒有理由庆祝。1981年，即美国首次发现艾滋病的那一年，世界卫生大会通过了《国际母乳代用品销售守则》，限制了配方奶粉的销售策略。1984年，就连雀巢也同意遵守该守则，世界上主要的公共卫生组织也开始致力于把母乳喂养重新确立为发展中国家的最佳婴儿喂养方式。在一些贫穷国家，配方奶粉使用量的增长伴随着婴儿死亡率的飙升，这使得人们赋予了母乳喂养一种新的道德权威。在美国，母乳喂养也重获新生：从1971年到1984年，美国的哺乳率从24%一路跃升至60%。

　　艾滋病和母乳喂养不仅看似风马牛不相及，两者作为健康问题的前景似乎也截然不同。由于世界各地的人们纷纷致力于倡导母乳喂养，再加上刚刚通过的销售守则对配方奶粉公司的限制，南半球多个地区因大规模使用配方奶粉而造成的致命危机似乎终于要被化解了。相比之下，艾滋病危机才刚刚被医学专业人士和大众注意到，没有人知道什么时候才会结束。

然而，就在1982年12月，这两个看似不同的问题交会到了一起。当月，美国疾控中心报告称，美国有4名婴儿死于原因不明的细胞免疫缺陷和机会性感染，其中2名婴儿的母亲是静脉注射吸毒者，这2名母亲中有1名此前死于肺炎。另外2对父母的健康状况不明。这4名婴儿在患病前都没有输过血或血液制品。美国疾控中心同时也在调查6名免疫状况相似的死婴，以及12名活着的儿童，这些儿童患有各种与艾滋病相关的病症，包括发育不良、念珠菌病、耐药性肺炎。美国疾控中心推测，这些案例说明艾滋病可能由母亲传染给孩子，要么是在子宫内传染，要么是在孩子出生后不久传染。两年后的1985年4月，享有盛誉的英国医学期刊《柳叶刀》发表了首个证明艾滋病毒可以通过哺乳传播的证据。

如今，专家们认为艾滋病最初流行于20世纪70年代的金沙萨（今刚果民主共和国首都）。当时，很多人死于机会性感染，包括肺结核、卡波西肉瘤、肺炎。但直到20世纪80年代，艾滋病才开始扫荡中非和东非。1983年，研究人员在卢旺达的基加利确认了26例艾滋病病例，在金沙萨确认了38例。到了1985年，艾滋病毒（HIV）感染者数目急剧上升：在乌干达军队以及接受检测的乌干达司机中，查出HIV阳性的比例分别为30%和35%。在肯尼亚，丹尼尔·阿拉普·莫伊（Daniel arap Moi）总统宣布，艾滋病是一场威胁到国家生存的全国性灾难。

1985年，来自全球各地的2000名社会活动者、公共卫生官员和医生在亚特兰大参加了世界上首届关于艾滋病的国际会议；世界卫生组织紧随其后，召开了第二次会议，旨在"团结全世界力量，共同对抗艾滋病传播"。据世界卫生组织总干事估计，"全世界可能有多达1000万人已经感染了艾滋病毒。"专家预计，这个数字将会成倍增长。在美国，虽然艾滋病仍然集中在男同性恋群体，但据专家预计，到1995年，美国将会有200万—300万感染者。没有人怀疑如下预测：20世纪90年代结束之前，将会有数百万感染者死亡，尤其是在撒哈拉以南的非洲和南亚地区。

另外，人们也看出，女性和年轻人最终将成为艾滋病的最大受害者。艾滋病毒最初在美国露面时，感染者差不多仅限于男同性恋。然而，在发展中世界的大部分地区，包括非洲，艾滋病往往通过异性接触传播。因此，有感染风险的群体主要是有多个性伴侣的女性以及与有多个性伴侣的男性发生性关系的女性。1986年，肯尼亚首都内罗毕有85%的性工作者都感染了艾滋病毒。在全世界的艾滋病毒感染者中，女性超过一半；在非洲，女性感染者的比例接近60%。在15—24岁的年轻感染者中，女性的人数更是男性的两倍，而将近三分之一的全球感染者都处于这个年龄段。

艾滋病主要通过性接触传播，所以很多感染者都是育龄女性。实际上，艾滋病是全世界15—40岁女性的主要死因。世界卫生组织估计，在艾滋病肆虐最甚的东非和非洲南部，1989年大约有30%的孕妇感染了艾滋病毒。

由于大量孕妇感染艾滋病毒，婴儿和儿童也遭遇了悲惨的命运。性交和共用针头是最常见的艾滋病传播方式，但第三常见的传播方式就是出生前后的母婴传播。早在1985年，《纽约时报》就有报道表示，在非洲，每五名感染者中就有一名儿童。

世界卫生组织和联合国儿童基金会估计，在20世纪90年代，每年新感染艾滋病毒的婴儿有60万名。1994—1997年，患艾滋病的儿童数量增长了两倍。联合国儿童基金会在1998年的《各国进展报告》（Progress of Nations Report）中预测："到2005年，在五岁前死亡的所有儿童中，有48%死于艾滋病。"有专家在2000年预测，到2010年，在艾滋病肆虐最甚的地区，五岁以下儿童的死亡率将会增长一倍以上。自1990年以来的25年里，每年新感染艾滋病毒的婴儿数量都超过了50万①。

每10名感染艾滋病毒的儿童中就有9名是在母亲怀孕、分娩或者哺乳期间感染的。胎儿有可能在母亲子宫内感染艾滋病毒，也有可能在分娩期间由于接触到母亲的血液而感染，特别是在下

———————————

① 此说法与作者的注释有所矛盾。参见注释部分。

列三种情况下：羊水于分娩前四小时以上破裂；采取阴道分娩；出生时有创伤或出血。

1985年的那篇将哺乳与艾滋病毒传播联系起来的文章可谓至关重要，在之后的五年里，不断有后续研究证实此文的结论。不仅医学检测在母乳中发现了艾滋病毒，科学研究——包括以感染艾滋病毒的母亲所生婴儿为对象的前瞻性研究——也证实吃母乳的婴儿比吃配方奶的婴儿更有可能感染该病毒。研究还发现，婴儿吃母乳的时间越长，越有可能感染。

1989年之后，由于科研人员开发出了一种更精密的艾滋病毒检测手段，相关研究变得更为坚实。在此之前，研究人员只能以在子宫内或出生时未接触到艾滋病毒的婴儿为对象，来评估艾滋病毒通过哺乳传播的情况。此前的检测实际上测的是艾滋病毒抗体，而婴儿在出生后18个月内都有可能仍保留着一些来自母亲的抗体，因此如果母亲感染了艾滋病毒，即便婴儿未感染，也有可能在婴儿体内检测出抗体。所以，虽然有证据表明艾滋病毒可以通过哺乳传播，但人们还无法测出子宫内传播、出生时传播、哺乳传播这三者的相对风险。

科研人员于1989年开发出的这种新的艾滋病毒检测方法叫作聚合酶链式反应（PCR）检测，它检测的是艾滋病毒的遗传物质，而非病毒抗体。这种新方法更容易确定婴儿是在出生前感染、出生时感染，还是通过哺乳感染。1992年，《柳叶刀》发表了一项一锤定音的整合分析。根据当时的相关研究，艾滋病毒通过哺乳传播的风险在14%—29%之间。从绝对数字来看，全世界每年光是由于吃母乳而感染艾滋病毒的婴儿就有22万左右。

研究人员于1985年发现哺乳可以传播艾滋病毒之后，美国疾控中心和美国儿科学会立即发布消息，建议感染艾滋病毒的女性不要给孩子哺乳。欧洲、加拿大、澳大利亚、新西兰的官员也纷纷发布了类似建议。然而，这些国家的哺乳倡导者显然对这一建议视若无睹。

伊迪斯·怀特就是其中的一员。她还记得，美国疾控中心的建议引起了众多哺乳主义者的怀疑。她告诉我："对于我们哺乳倡导者而言，政治正确的回应是这样的：'喔，又是一群给我们瞎出主意的白人医生啊！'"她和"哺乳母亲"组织的同事都没有理会美国疾控中心的建议，因为她们不仅不信任美国疾控中心这样的医学机构，而且当初就是为了反对这些机构而联合起来的。像伊迪斯这样的哺乳主义者疑心美国疾控中心可能是在迎合配方奶粉公司，有的哺乳主义者甚至感到愤怒，因为美国疾控中心的建议暗示了这么一层意思：女性的身体可能对婴儿造成致命伤害。许多哺乳主义者都拒绝相信母乳可以传播艾滋病毒；还有人担心，就算母乳可以传播艾滋病毒，公开这样的信息也会破坏她们的母乳喂养运动。

20世纪90年代初，伊迪斯和她的合作伙伴于1976年创办的哺乳咨询业务正开展得如火如荼，美国的哺乳率也正在稳步上升。但是，和美国的绝大多数哺乳倡导者一样，伊迪斯依然绝口不提通过哺乳传播艾滋病毒的潜在危险。她告诉我，她们为WIC顾问提供的培训课程向来都包含医学研究综述。"比如说我们每年5月都会去密尔沃基，每年都会介绍医学期刊上发表了哪些新内容，好让她们了解研究动态。当然，那时候的研究结论都是正面的。"然而，后来的研究给出的证据开始出现变化，让人无法忽视。"我突然间发现，如果在哈佛大学医学图书馆搜索有关母乳喂养的文献，就会发现很多文章都写到了艾滋病毒！我的天！到了20世纪90年代，我开始觉得，我们应当在培训中向学员传达这一信息。"

伊迪斯意识到，这一信息对于她们培训的WIC顾问而言有重大意义。"她们有些办事处位于艾滋病高发地区，那里的WIC补助人员很可能会接触到艾滋病毒。"不过伊迪斯注意到，虽然有些WIC补助人员有多个性伴侣，或者性伴侣是注射吸毒者，但来她这里培训的WIC顾问不愿意应付此类问题。"WIC顾问最喜欢聊的是营养话题。她们乐意给客户推荐维生素C丰富的食物。可要是聊到女性的亲密伴侣或者性生活呢？"接着，伊迪斯模仿了一名WIC顾问对此的回应："这种话题就是会让我不舒服！"

其实，虽然很多人意识到"母乳显然是一种能传播艾滋病毒的体液"，但在伊迪斯这个群体中，没有人认为公开这一信息是明智之举。伊迪斯向我描述了自己接受这个消息的过程。虽然事隔多年，但她的声音中仍有一丝恐惧和悲痛。"我只能接受这个悲伤的消息。母乳可能会害死宝宝！这个说法千真万确。真可怕。" 无论是当时还是现在，许多坚定的哺乳主义者都认为，母乳就应该是有益健康的，她们无法想象母乳可能伤害婴儿，甚至杀死婴儿。

最终，伊迪斯的咨询业务停办了，因为无法确定是否应该在培训课程中提及关于艾滋病毒的信息。时至今日，WIC还从来没有直面过艾滋病毒与母乳喂养的问题。直到1999年，WIC才制定了应对HIV阳性人员的官方政策，而《柳叶刀》早在14年前就已经发表了那篇揭示哺乳可能传播艾滋病毒的文章。直到2014年，WIC对这个问题依然采取"不要问也不要说"的非官方政策。在一次电话采访中，WIC的纽约州西部主任告诉我，他们的顾问之所以不询问客户是否感染艾滋病毒，是因为这是对隐私权的侵犯。然而，由于对艾滋病毒只字不提，WIC顾问们陷入了一个困境：她们建议所有客户给孩子哺乳，同时又希望那些HIV阳性人员能够自行发现哺乳给宝宝带来的风险。

20世纪90年代中期，伊迪斯已经成长为哺乳倡导界举足轻重的人物，当时的她已经在这个领域深耕了20多年。她写的《哺乳指南》（The Breastfeeding Handbook）一书出版于1980年，与另一位作者合著的修订版于1989年问世。此外，她还编写了多份哺乳手册，卖给了全国各地的医生和公共卫生机构。1984年，她受邀参加了"医务总监母乳喂养与人类泌乳研讨会"。

1996年，联合国儿童基金会邀请伊迪斯作为两名美国代表之一，参加在泰国曼谷举行的国际母乳喂养讨论会。这是史上第一次母乳喂养培训会议，由联合国儿童基金会、世界卫生组织、国际母乳喂养行动联盟共同主办。此次会议改变了伊迪斯的人生。

1996年距离艾滋病毒通过母乳传播的首份报告发表已经过去了11年，距离那项整合分析的发表也过去了4年——该分析表明，如果HIV阳性母亲给自己的孩子哺乳，孩子感染HIV的风险在14%—29%之间。在一些发展中地区，有高达30%的孕妇感染了艾滋病毒。然而，在此次由世界上最重要的卫生政策组织召开的母乳喂养讨论会上，艾滋病毒就好像不存在一样。美国的哺乳倡导者罔顾艾滋病毒可能通过母乳传播的事实，这本来就已经让伊迪斯忧心忡忡，而在此次会议上，她惊愕地发现，国际卫生组织在这个问题上的表现更差劲。虽然北美、欧洲、澳大利亚、新西兰的公共卫生官员迅速响应了哺乳可能传播艾滋病毒的报告，针对感染艾滋病毒的女性修改了婴儿喂养建议，但世界卫生组织、联合国儿童基金会等国际组织却没有采取任何行动。正是在此次会议之后，伊迪斯开始了漫长而痛苦的探索，探索的成果之一便是她1999年出版的这本书：《哺乳与艾滋病：研究、政治、女性的回应》（ *Breastfeeding and HIV/AIDS: The Research, the Politics, the Women's Responses* ）。

当时，国际卫生组织已经在发展中国家开展了十多年的哺乳倡导活动。1981年的《国际母乳代用品销售守则》被誉为一次重大胜利。1984年，雀巢终于同意执行该守则；1985年，全世界对母乳喂养的支持达到了历史最高点。对于发展中国家的许多世界卫生官员和医务人员来说，母乳喂养是对抗婴儿死亡的主要武器之一。他们受到抗议雀巢活动的启发，认为母乳喂养可以大幅减少营养不良和腹泻导致的死亡——这是发展中国家婴儿死亡的罪魁祸首。和美国的哺乳主义者一样，这些世界卫生官员也担心将哺乳与艾滋病毒之间的联系公之于众，会破坏他们的哺乳倡导运动。在他们看来，捍卫母乳喂养比捍卫婴儿的生命更重要。因此，世界卫生组织于1987年发布了如下建议："无论是否感染艾滋病毒"，母亲都应继续给孩子哺乳。在同年发布的《全球艾滋病计划》（Global AIDS Plan）中，世界卫生组织表示："通过哺乳传播艾滋病毒的概率显然很小。"

在整个20世纪80年代，各大国际卫生组织持续淡化哺乳传播艾滋病毒的风险。联合国儿童基金会在1989年的报告《世界儿童状况》（The State of the World's Children）中指出，"哺乳并不是艾滋病传播的重要途径"，尽管有越来越多的证据表明情况正好相反。他们坚称，通过哺乳传染艾滋病毒的风险很小，相比之下，死于配方奶喂养导致的腹泻或营养不良的风险要高得多。根据这两个错误的前提，他们继续推荐母乳喂养，认为这是"两害相权取其轻"。这个问题也困扰着弗朗西斯·米罗（Francis Miro），他是位于乌干达首都坎帕拉的马凯雷雷大学医院的妇产科主任。他告诉《纽约时报》的一名记者："感染艾滋病毒的母亲所生的婴儿中，有27%的婴儿通过母乳感染了艾滋病毒。在农村地区，85%的婴儿因为喝了用脏水冲泡的配方奶而死亡。"他对数据的描述想必反映了自己陷入两难境地的心态，可是，如果《纽约时报》的引述没有出错的话，这些数据也太离谱了。

其实，各大国际卫生组织经常拿艾滋病毒传播的风险与配方奶喂养的风险做比较，使前者相形之下显得微不足道。但这种比较会让人产生误解。实际上，不同地区的婴儿死于营养不良或腹泻的风险相差很大，但世界上没有哪个地方——包括乌干达农村地区——的婴儿死亡率高达85%，单是配方奶喂养造成的死亡率更不可能有这么高。

事实上，乌干达1988年的婴儿死亡率为8.6%；阿富汗的婴儿死亡率为世界之最，高达15%；博茨瓦纳1985年的婴儿死亡率为4.7%，其中大约25%的死亡可归因于营养不良和腹泻。也就是说，在博茨瓦纳，只有1%多一点的婴儿可以说是死于营养不良和腹泻。当然，这个百分比代表的实际死亡数也相当惊人，但起码比米罗引用的85%低了很多。

在上文提到的整合分析于1992年发表后，科研人员终于开始进行相关研究，以明确比较哺乳传播艾滋病毒的风险与配方奶喂养致死的风险。他们的研究都得出了一致的结论：在发展中国家，很少有哪个地方的营养不良或腹泻死亡率高于通过母乳感染艾滋病毒（包括因此而死亡）的概率。这些证据充分说明，感染艾滋病毒的死亡风险基本上总是高于和婴儿配方奶粉相关的死亡风险。

到了1992年，人们已经知道哺乳传播艾滋病毒的风险有多大，但即便是在这一年之后，世界卫生组织和联合国儿童基金会依然没有改变方针。在伊迪斯的书中可以清楚地看到，这两个组织无视婴儿感染艾滋病毒而死的悲剧，继续建议女性给孩子哺乳，无论她们是否感染了艾滋病毒。

这一时期，各大国际卫生组织并没有在他们的刊物中讨论哺乳与艾滋病毒之间的关系，这似乎并非无意的疏漏，而是有意的忽略。1993年，联合国儿童基金会的《世界儿童状况》报告并未提及艾滋病毒或艾滋病，尽管仅在这一年就有60万儿童新感染了艾滋病毒。该基金会还发布了一份题为《艾滋病：第二个十年》（*AIDS: The Second Decade*）的报告，其中只有一句话介绍了儿童的情况——要知道联合国儿童基金会可是一个致力于保护儿童的组织——而且完全没有说明儿童感染艾滋病毒的途径。1993年，世界卫生组织出版了一本书，名为《母乳喂养：技术基础与行动建议》（*Breastfeeding: The Technical Basis and Recommendations for Action*），书中讨论了艾滋病毒通过哺乳传播的问题，但这部分讨论的标题是"散布谣言"。

接下来的两年里，越来越多的研究证实了最坏的消息：在发展中世界的许多地区，艾滋病即将成为五岁以下儿童死亡的主要原因，而母乳喂养也是艾滋病毒传播的主要途径。1995年的一项研究表示："由HIV阳性母亲哺乳的九名沙特阿拉伯婴儿都染上了艾滋病毒。"类似研究显示，在印度和马拉维，由HIV阳性母亲哺乳的婴儿，感染率分别为48%和35%。

然而，联合国儿童基金会1996年的《世界儿童状况》报告对于艾滋病只是顺带一提，只是说艾滋病让许多儿童成了孤儿。这份报告还提到，在撒哈拉以南的非洲和南亚地区，五岁以下儿童的死亡率正在上升，但文中并未解释原因。与此类似，世界卫生组织于1997年发布了一份简报，题为《降低儿童主要致命疾病的死亡率》（Reducing Mortality from Major Childhood Killer Diseases），其中并未提及艾滋病毒或艾滋病，尽管艾滋病已经成为东非和非洲南部大部分国家儿童的主要死因。例如，艾滋病是赞比亚儿童死亡的主要原因，但该简报关于赞比亚儿童主要致命疾病的章节完全没提到艾滋病。

当时，许多科研人员和营养学者指责联合国儿童基金会和世界卫生组织因为"热衷于推广母乳喂养"而罔顾基本事实。1998年，世界卫生组织母乳喂养专家苏珊·霍尔克博士（Susan Holck）在接受《纽约时报》记者采访时表示，让她感到震惊的是，"1990年左右，人们极力否认艾滋病可能通过哺乳传播的证据。"她解释道，这种否认的态度"无疑是由这样一群人助长起来的：他们在推广哺乳方面投入巨大，担心如果证实了艾滋病毒能够通过哺乳传播，他们的利益就会受到损害"。米莉安·拉博科（Miriam Labbok）博士也许就是他们中的一员，她曾于1992—1996年担任世界卫生组织母乳喂养合作中心（World Health Organization Collaborating Center on Breastfeeding）的主任。她经常公开表示担心艾滋病的流行会给母乳喂养的宣传带来严重威胁。

各大国际卫生组织对艾滋病故意视而不见的态度，也让发展中国家的许多卫生官员感到怒不可遏。在伊迪斯参加的那次曼谷讨论会上，一位津巴布韦代表私下告诉她，首都哈拉雷（Harare）到处贴着手写的标语，上面写着"联合国儿童基金会害死了婴儿"，因为该基金会坚持认为感染艾滋病毒的母亲应该给孩子哺乳。赞比亚妇科医生马维斯·项嘉（Mavis Sianga）以相当温和的方式抱怨道："只是因为世界卫生组织和联合国儿童基金会想让他们的项目继续下去，发展中国家的女性就要承担传染孩子的风险，这也太不公平了。"

在1997年的世界卫生大会上，非洲代表也批评这两个组织没有宣传艾滋病毒通过哺乳传播的相关信息。这些代表在发言中提出了一个尖锐的问题："相关机构推广不受限制、不经更改、无人质疑的母乳喂养政策，让我们孩子的生命受到了艾滋病的威胁。难道我们要接受这种情况吗？"哺乳建议中明显的双重标准让他们尤为愤慨："在富裕的工业化国家，世界卫生组织建议感染艾滋病毒的女性停止哺乳，而在发展中国家，感染艾滋病毒的女性得到的建议是继续哺乳。"

直到1998年，各大国际卫生组织才修改了针对感染艾滋病毒母亲的婴儿喂养指南。联合国艾滋病规划署（UNAIDS）是由联合国儿童基金会、联合国开发计划署、联合国人口基金、联合国教科文组织、世界卫生组织、世界银行共同成立的联合体。在1998年关于艾滋病毒通过哺乳传播的重要报告中，联合国艾滋病规划署终于指出："对于感染艾滋病毒的女性而言，要想完全消除通过哺乳传播艾滋病毒的风险，就要从婴儿出生起用恰当的母乳替代品喂养婴儿，例如商业婴儿配方奶，或是用改良动物奶自制的配方奶。"各大国际卫生组织终于承认，在感染艾滋病毒的所有婴儿病例中，通过哺乳感染的病例占比"高达40%"；他们终于建议感染艾滋病毒的母亲给孩子喂配方奶。

自那以来，由于艾滋病治疗方面的进展，母婴传播的风险有所降低。如今有更多母亲和婴儿能够获得减少病毒载量的抗逆转录病毒药物，所以大多数刊物给出的母婴传播风险降低至5%—20%之间。尽管如此，根据2008年发表的一份世界卫生组织报告，每年大约仍有42万名婴儿感染艾滋病毒，其中三分之一到一半的婴儿（14万—21万）可能完全是因为吃母乳而感染的。据此推算，自艾滋病于35年前左右被发现以来，光是因为吃母乳而感染艾滋病毒的婴儿人数就在490万到735万之间。

1998年，世界卫生组织和联合国儿童基金会建议HIV阳性母亲给孩子喂配方奶，并开始在贫穷国家免费发放配方奶粉。哺乳主义者对此感到忧心忡忡——这正是她们13年来一直努力阻止的局面。那一年6月，国际母乳会发表声明称，世界卫生组织的决定没有足够的证据支持。"有些研究者从人乳中分离出了艾滋病毒……但其他一些研究表明，艾滋病毒通过哺乳传播的风险并不高。"该声明还表示，许多研究并未区分人乳中细胞内的艾滋病毒片段与完整的艾滋病毒,而只有后者才能复制,从而才有传染性。

数月后,国际母乳会的杂志《哺乳天堂》(*Leaven*)1999年2—3月号发出如下警告:"全世界有93%的婴儿并未感染艾滋病毒,公开宣传母乳传播艾滋病毒的风险有可能导致哺乳率全面降低。"这篇文章总结道:"在第三世界,母乳喂养受到的最大威胁是人们对艾滋病毒传播的恐惧,因为那里有很多女性感染了艾滋病毒。"

很多哺乳倡导者对母乳喂养计划的未来感到担忧,不愿相信哺乳可能会伤害孩子,也不愿摒弃"母亲的乳汁完美无缺"这种想法。她们当中有些人显然觉得,如果承认哺乳可能传播艾滋病毒,就犯下了一个战略错误,而这个错误最终会彻底毁掉母乳喂养事业。还有一些人笃信母乳喂养是正确而有益的喂养方式,无法接受与此相悖的观点。像伊迪斯和她的同事一样,许多国际哺乳倡导者已经对医学机构产生了怀疑——20世纪五六十年代,各大医学机构曾向新妈妈推荐配方奶喂养。

对于一些坚定的哺乳主义者而言,"否认艾滋"是他们的一条出路。艾滋病否定者是一小帮记者和伪科学家,为首的是彼得·迪斯贝格(Peter Duesberg),此人是加州大学伯克利分校的科学家,受到很多人的质疑。他们宣传的观点要么是艾滋病毒不存在,要么是艾滋病毒不会导致艾滋病。艾滋病否定论获得国际关注是因为南非前总统塔博·姆贝基(Thabo Mbeki)公开接受这一论调，引发了轩然大波。

30多年来，研究艾滋病毒和艾滋病的数千名科研人员已经建立起一套无可争议的证据，证实了HIV逆转录病毒的存在，弄清了HIV逆转录病毒从HIV转变为艾滋病的方式。艾滋病否定者声称自己是在发展另一种科学理论，但他们基本上都被当作骗子。不过，他们还是在哺乳主义者当中找到了现成的听众，因为他们的观点，即艾滋病不存在，很容易就能发展为这样的说法：母乳中不存在艾滋病毒，或者艾滋病毒无法通过哺乳传播。

2001年，国际母乳会邀请了另一位声名不彰的艾滋病否定者在该协会于芝加哥举办的国际会议上讲话。此人名叫大卫·克罗（David Crowe），是一名加拿大记者，他在科学方面的资历仅限于在安大略省莱克黑德大学拿到了生物学和数学学士学位。不过，他可是"阿尔伯塔省重新评估艾滋病协会"（Alberta Reappraising AIDS Society）的创始人和主席，也是"重新思考艾滋病"（Rethinking AIDS）这个团体的主席。他和彼得·迪斯贝格过从甚密，后者是"重新思考艾滋病"的理事会成员。这两个组织负责发表所谓非主流科学家的著作、为艾滋病患者提供各种不可靠的医疗信息、向社会募集捐款。克罗还在网上为那些不再使用药物治疗艾滋病的人提供医疗建议。2014年，我访问了重新评估艾滋病协会的网站，发现克罗已经把注意力转向了埃博拉病毒——他说，埃博拉"又是一种虚构的病毒"。我问他为什么这么说，他解释道，从来没有人"提纯出埃博拉病毒，更没有人证明出是这种病毒引发了相关疾病"。为了说明埃博拉不是病毒，他还给出了几条更牵强的理由。

不过，在2001年的这次国际会议上，艾滋病毒仍然是克罗关注的重点。他发表的演讲题为《母乳究竟是否含有具传染性的艾滋病毒？》。他认为：抗原检测不能用来证明母乳中存在艾滋病毒；艾滋病毒从未被分离出来；艾滋病毒检测也从未经过正确的"验证"。他还声称，PCR检测灵敏到可以测出小到不足以致病的艾滋病毒，但又无法测出"具有传染性的艾滋病毒"（实际上，这种检测可以更准确地确定婴儿是在子宫内感染，还是出生后通过哺乳感染的）。

在演讲的末尾，克罗给哺乳倡导者提出了一个"挑战"。他们要么"接受目前关于艾滋病毒与母乳喂养的教条，眼睁睁看着母乳喂养事业在第三世界退潮"，要么"无视主流意见，权衡相关证据，准备好逆流而上，乘风破浪！"邀请克罗参加此次会议的人是玛丽安·汤普森，她还主持了克罗的小组讨论，并向大家介绍了他。

玛丽安是国际母乳会的七位创始人之一，担任该协会主席长达24年（1956—1980）。自1996年以来，她一直是国际母乳喂养行动联盟咨询委员会的成员。国际母乳会的咨询委员会由14名成员构成，目前她依然是其中一员，同时还拥有"国际母乳会认证领袖"这一头衔。她经常代表国际母乳会参加地方、全国、国际性会议。在这些会议上，她经常与艾滋病否定者一起参加小组讨论，并在讨论中表达如下观点：没有确凿证据表明艾滋病毒会通过哺乳传播。

玛丽安接受了克罗的挑战：她成立了一个名为"别样视角"（AnotherLook）的非营利组织，该组织致力于传播有关艾滋病否定者的"研究"和立场，从而挑战了医学界对哺乳和艾滋病的观点。和国际母乳会一样，"别样视角"的总部也位于伊利诺伊州埃文斯顿（Evanston）市，主席和首席执行官皆由玛丽安担任。

"别样视角"的网站首页写道："艾滋病毒与人乳的问题已经被以下因素所遮蔽——不可靠的科学、对母乳喂养的不准确定义、不成熟的公共政策声明。"该组织表示，他们要寻找相关证据，证明艾滋病毒确实可能存在于母乳中，并且有可能会传染给婴儿。然而，这样的证据早在1985年就有了。"别样视角"的咨询委员会成员包括几位有名的艾滋病否定者、一名替代医学专家、一位著名的反疫苗医生——根据《芝加哥论坛报》的报道，该医生因为治疗失当而吃了无数官司。

"别样视角"的网站上有一些立场文件，这些文件探讨了该组织认为人们忽视的各种问题。"别样视角"的立场文件大概有一半都由克罗撰写。直到现在，我们还能在这个网站上看到克罗在2001年那次会议上的演讲稿。

这个网站上还有其他关于艾滋病毒与哺乳的演讲稿，演讲者都是与"艾滋病否认运动"有关的人，演讲地点也是在国际母乳会的会议上——包括2001年（芝加哥）、2003年（旧金山）、

2005年（芝加哥）的会议。其中，有一份演讲稿明确指出，人乳中尚未检测出艾滋病毒，而且艾滋病毒通过哺乳感染婴儿的概率在0到0.0001之间。另一份演讲稿表示，许多感染艾滋病毒的儿童并没有死，而且通过哺乳感染的婴儿的死亡率低于在子宫中或出生时感染的婴儿。这份演讲稿总结道："让所有HIV呈阳性的女性纯母乳喂养孩子六个月，这应该是一个明智的建议……虽然说女性可以采取其他让人满意、行得通、价格实惠、可持续、安全无害的喂养方式。"作为联合国儿童基金会的一名代表，拉博科也参加了这次演讲的小组讨论，她表示，既然世界上90%以上的女性不知道自己是否感染艾滋病毒，那么"我们应该鼓励所有女性采取纯母乳喂养，这是为了全体儿童的生存"。

这个小组在国际母乳会2005年的国际会议上发表了上述建议。当时，全球的卫生组织正在向HIV呈阳性的女性推荐配方奶喂养，因为抗逆转录病毒药物在大多数国家尚未得到广泛使用。由于缺乏此类药物，这个小组的建议会导致哺乳传播艾滋病毒的风险增加15%—30%。此次会议也是由玛丽安主持并做介绍。

"替代疗法还艾滋病人健康"（Alive and Well AIDS Alternatives）这个组织由艾滋病否定者克里斯蒂娜·玛焦瑞（Christine Maggiore）创立，理事会成员包括玛丽安和"艾滋病否定论之父"迪斯贝格。玛焦瑞怀着女儿伊丽莎的时候，育儿杂志《当妈妈》（Mothering）发表了一篇封面文章，其中提到玛焦瑞敦促HIV呈阳性的孕妇"转入地下"，拒绝接受治疗，这样她们就能给孩子哺乳，避开对她们的宝宝的HIV检测。1998年，《当妈妈》杂志授予玛丽安"人间珍宝"奖；就在2013年，该杂志发表了克罗的一篇文章，此文建议感染艾滋病毒的女性跟医生说自己给孩子喂的是配方奶，同时在家中悄悄给孩子哺乳。

玛焦瑞不让医生医治自己和女儿，还违背医嘱，给女儿哺乳。不幸的是，玛焦瑞的女儿于2006年死于艾滋病，年仅三岁，她本人也于2008年因艾滋病去世。玛丽安和迪斯贝格在她的追悼会上发了言。

在哺乳倡导者当中，玛丽安与艾滋病否定者的盟友关系最为明显，但与他们结盟的哺乳倡导者远不止她一个。我联系过国际母乳会，向相关人员询问了该协会对玛丽安和"别样视角"的态度。让我惊讶的是，他们告诉我，对于玛丽安创立"别样视角"一事，"国际母乳会的其他创始人都表示祝福"。国际母乳会"骄傲地支持玛丽安·汤普森的工作"，协会发言人戴安娜·韦斯特（Diana West）还表达了协会对"别样视角"的支持："有一些政策禁止HIV呈阳性的女性给孩子哺乳，但'别样视角'指出，没有证据表明这些政策具有合理性。十多年来，'别样视角'是唯一指出这一点的组织。"还有一次，戴安娜解释道，玛丽安之所以创立"别样视角"，是因为她意识到"没有研究证明HIV阳性母亲所生的婴儿比吃配方奶的婴儿更容易患艾滋病"。实际上，证明这一点的研究已经问世了30年，戴安娜却毫不承认。我称克罗为"否定主义者"（denialist），而戴安娜却称他为"异见人士"（dissident）——艾滋病否定者更愿意用"异见人士"这个内部术语来形容自己。

最后，戴安娜透露，不仅是国际母乳会，还有其他许多全国乃至国际哺乳倡导组织都支持玛丽安和"别样视角"的工作。她向我解释道："国际泌乳顾问协会，美国母乳喂养委员会（US Breastfeeding Committee），国际婴儿食品行动网，全国母乳喂养行动联盟（National Alliance for Breastfeeding Action），这些组织都非常敬佩玛丽安和'别样视角'的工作，正是这些工作促使世界卫生组织和联合国儿童基金会修订了母乳喂养建议。"谈话快结束时，为了消除我的疑虑，戴安娜对我说，玛丽安现在依然是母乳喂养领域备受敬重的一位领袖。

戴安娜列举的这些组织基本上构成了整个哺乳倡导共同体。照她说来，这些组织居然都敬佩"别样视角"的工作——要知道，"别样视角"是一个声称没有证据表明哺乳会传播艾滋病毒的机构。即便是在见识过哺乳主义者的狂热之后，我依然对此感到大为震惊。

如今的国际母乳会已不再是1956年那个小小的边缘组织，而是公认的世界上最大、最有影响力的哺乳倡导组织。它在70个国家设有分会，在全世界有6000多名认证领袖，出版、发行了数百种关于母乳喂养的书籍和期刊，有活跃的脸书和推特账户，还有一个网上论坛。美国疾控中心正式以"每1000名活产婴儿对应的国际母乳会领袖人数"作为"母乳喂养支持指标"，来衡量全国各地女性在哺乳方面得到多少支持。国际母乳会在联合国儿童基金会拥有咨商地位以及"附属地位，是基金会组织架构的一部分"。世界卫生组织于1993年与国际母乳会建立"正式关系"，这是为了认可国际母乳会在推广母乳喂养方面发挥的重要作用。和戴安娜列举的那些组织一样，国际母乳会也深深地影响了世界各地制定的婴儿喂养指南。

　　这样看来，也难怪在过去的20年里，艾滋病科研人员和哺乳倡导界之间出现了重大分歧。在艾滋病会议上，这种分歧经常演变为公开的敌对状态。即便受到亲自邀请，真正的科研人员也不会参加由哺乳倡导者召开的讨论哺乳与艾滋病的研讨会和会议，可能是因为担心参加此类会议有损他们的职业声誉，或者只是因为不想听到如下讨论：一方面需要避免儿童感染艾滋病毒，另一方面又要推广母乳喂养。这两者需要保持平衡，但应以后者为主。

　　随着医学研究的发展，世界卫生组织持续更新母婴方面的建议，比如孕妇应该服用哪些药物、何时开始服用，母亲应该给孩子哺乳多久，在什么情况下应采用配方奶喂养，等等。2010年，世界卫生组织发布了针对感染艾滋病毒母亲的婴儿喂养新指南，该指南给出了两个选择：如果配方奶粉"让人满意、价格实惠、安全无害"，那就采用配方奶喂养；在有些国家，配方奶喂养不够安全，这种情况下可以考虑母乳喂养，但同时要接受抗逆转录病毒治疗。世界卫生组织建议各国领导人先评估本国情况，再决定选择哪种方案。

这套建议并没有解决如下问题：如果配方奶喂养不安全，抗逆转录病毒药物又尚未得到广泛使用（这种情况依然普遍），那么国家政策制定者该怎么办呢？有专家估计，在非洲，只有37%感染艾滋病毒的孕妇能够获得抗逆转录病毒药物。世界上许多地方的现状和1998年相比并没有太大改变——那一年，世界卫生组织和联合国儿童基金会首次修改婴儿喂养指南，建议感染艾滋病毒的母亲给孩子喂配方奶。

不过，世界卫生组织在2010年的《艾滋病毒与婴儿喂养指南》（*Guidelines on HIV and Infant Feeding*）中再次推荐母乳喂养，从而"解决"了上述问题。"我们建议，即使缺乏抗逆转录病毒药物，母亲也应该在婴儿出生后的头六个月采取纯母乳喂养，在此之后继续给孩子哺乳，除非环境和社会条件足够安全且支持替代喂养。"世界卫生组织兜了一圈，又回到原点，重复了1998年之前的建议：发展中国家的女性应当给孩子哺乳，无论她们是否感染艾滋病毒、是否能得到抗逆转录病毒药物。

这就是戴安娜所指的胜利：世界卫生组织和联合国儿童基金会修改了婴儿喂养建议。谁能责怪她呢？对那些坚定的哺乳主义者而言，这套新建议当然代表着她们的胜利：她们从1998—2010年开展了长达12年的"运动"和"斗争"，目的就是推翻让感染艾滋病毒的女性采取配方奶喂养的建议。

可悲的是，仔细审视一下这场胜利，就会发现它有多么空洞。世界卫生组织目前的政策深受两项婴儿喂养研究的影响，这两项研究发现，相较于母乳和配方奶混合喂养，六个月的纯母乳喂养能够降低艾滋病毒传播的风险。医生们猜测这是由于纯母乳喂养可以更好地保护肠壁，这样就提高了肠壁抵御艾滋病毒的能力。然而，最佳相关研究发现，即便是采取纯母乳喂养，婴儿六个月大时感染艾滋病毒的概率也有22%。如前所述，世界上没有哪个地方的婴儿死亡率接近22%。例如，莫桑比克的婴儿死亡率为9%——要知道这是一个极为贫穷的国度，至今仍然充斥着暴力事件，医疗基础设施也相当落后。而且，该国婴儿死亡的主要原因是疟疾，而非与配方奶喂养相关的营养不良或腹泻。

很难相信，世界卫生组织的婴儿喂养指南再次置数百万婴儿于死地，就像1985—1998年一样。真正的区别只在于，我们现在可以更准确地知道，到底有多少婴儿因为吃母乳而感染了艾滋病毒。

雪上加霜的是，自从研究人员发现纯母乳喂养优于混合喂养以来，有大量证据表明，无论在世界上哪个地方，纯母乳喂养都不是常规的喂养方式。除了母乳以外，母亲还会给宝宝喂别的东西，如水果或蔬菜汁、茶、水、谷类食物。参与上述研究的女性之所以只用母乳喂自己的宝宝，是出于研究人员的要求，况且她们受到了密切监控。一般情况下，如果建议母亲纯母乳喂养六个月，她们多半会给孩子喂一些母乳之外的液体和固体食物。额外的液体食物会让艾滋病毒通过哺乳传播的概率增加1倍，而额外的固体食物会让这个风险增加11倍。

不过，受到近年来多次成功的鼓舞，哺乳主义者现在已经开始尝试改变针对发达国家HIV阳性女性的哺乳建议，但在发达国家，配方奶喂养本来就是一种安全的选择。这场运动的领袖似乎是帕梅拉·莫里森（Pamela Morrison），她是国际母乳喂养行动联盟的积极分子、"别样视角"咨询委员会的成员。她在最近的一些论文和演讲中表示，如果一位母亲正在服用抗逆转录病毒药物，那么她通过哺乳把艾滋病毒传给孩子的概率"接近于零"。她用这个数字来佐证如下说法："现在，国际委员会认证的泌乳顾问比以往都更有信心支持那些想给孩子哺乳的HIV阳性者。"

事实上，研究人员估计，服用抗逆转录病毒药物的母亲把艾滋病毒传给孩子的概率在1%—5%之间。被引最多的相关研究发现，服用抗逆转录病毒药物的女性当中，有2.2%的人通过哺乳把艾滋病毒传给了自己的孩子。另一项研究给出的数字是"低于1%"，在参加研究的709名婴儿中，有2名通过哺乳受到感染。莫里森告诉我，她说传染率"接近于零"的时候，心里想的就是这后一项研究得出的数字。

但要想让传播率"接近于零"，需要特别苛刻的条件。莫里森向我解释道，这些条件包括"分娩前接受13周的全面抗逆转录病毒治疗、在孕期和哺乳期严格坚持用药、绝对纯母乳喂养六个月、及时治疗乳房肿胀或乳头擦伤"。

多数医生和公共卫生组织都不认同莫里森的计算方式。有研究表明，即使在美国，感染艾滋病毒的孕妇也经常不服药。没有多少人能够"及时"获得医疗服务。对于大部分人而言，乳房肿胀或乳头擦伤后，如果能在一周内得到治疗，就已经算运气好了，当天治疗更是一种奢望。如果2.2%这个数字没错，那么在遵照莫里森建议的HIV阳性母亲当中，有1/50会把病毒传染给孩子。如果"低于1%"的这个数字准确无误，感染的比例当然会更小：每350个孩子有1个感染。

但有很多医生坚持认为，鉴于很多人不接受药物治疗，这么小的比例不易实现。此外，他们觉得这个比例仍然过高，因为只要采用配方奶喂养，就能完全消除哺乳传播艾滋病毒的风险。在一个国家，如果配方奶喂养足够安全，那么建议感染艾滋病毒的女性在接受抗逆转录病毒治疗的情况下给孩子哺乳，反而会增加感染艾滋病毒婴儿的数量，而这都是因为人们过于热衷母乳喂养。

尽管艾滋病毒传播或许是与母乳喂养相关最严重的风险，造成的后果也最为致命，但它并不是唯一的风险。母亲还有可能通过母乳把达到危险水平的毒素传给婴儿，这些毒素包括铅、汞、阻燃剂中的化学物质、灭白蚁药、火箭燃料，等等。如果母亲有营养缺乏症——这种症状在素食者和纯素食者当中尤为普遍——那她们的宝宝就无法从母乳中摄取足够的重要微量元素。所有吃母乳的婴儿都有可能缺铁或者缺维生素D。患有半乳糖血症的婴儿无法代谢半乳糖,母乳喂养会导致他们死亡或大脑受损。

事实上,母乳喂养本来就有风险。它并非所有母亲或所有婴儿的最佳选择。然而,狂热的哺乳主义者只顾着推广母乳喂养,忽视了母乳喂养可能会让婴儿和母亲付出高昂代价。极端的哺乳主义者甚至将母乳喂养凌驾于婴儿的健康和幸福,甚至生命之上——讽刺的是,婴儿正是她们致力于保护的对象。

明确来说，美国有很多哺乳的女性。全国有79%的女性有过哺乳经历；在纽约市，"纽约哺乳"运动开始之前，这个比例就已经达到了90%。全国有49%的女性在宝宝长到六个月时仍在哺乳。2011年，哺乳女性人数超过了美国疾控中心制定的《健康美国人2010》（*Healthy People* 2010）的目标。

	初生	哺乳6个月	哺乳12个月	纯母乳喂养6个月
《健康美国人2010》目标	75%	50%	25%	17%
2011年实际数字	79%	49%	27%	19%

要说明这些比例有多高，最好的办法也许是比较一下美国与挪威的情况——按照世界卫生组织的描述，挪威是一个"初始哺乳率和持续哺乳率都很高"的国家。此外，挪威这个国家还有慷慨的产假政策，这些政策对母乳喂养有促进作用。在挪威，新妈妈可以享受42周全薪产假，如果休52周产假，也能拿到80%的工

资；回到工作岗位后，她们还能得到较长的休息时间，这样她们就有空回家给宝宝哺乳，或者带着宝宝去上班。

	初生	纯母乳喂养1周	纯母乳喂养3—4个月	纯母乳喂养6个月
美国[①]	79%	60%	40%	19%
挪威[②]	99%	70%	46%	9%

显然，挪威的初始哺乳率和持续哺乳率都非常高，也就是说，很多挪威女性在产子之后立即开始哺乳，而且持续哺乳时间相对较长。有80%的挪威婴儿长到6个月时仍然在吃母乳，虽然不是只吃母乳。但是，挪威的纯母乳喂养率不是特别高。在挪威，虽然哺乳是一种行之已久的喂养方式，而且国家提供了世上最有利于孕产的环境之一，但仍有30%的女性在孩子出生1周内就开始用配方奶作为母乳的补充。孩子长到4个月时，54%的挪威母亲给孩子喂的是配方奶或配方奶加母乳。

近年来，美国许多重要的哺乳倡导运动向人们传达了这样一种印象：美国女性在哺乳方面远远落后于他国——由于这样那样的原因，很多人就是不给孩子哺乳。但是，美国的哺乳率并不算失败，除非我们相信"所有女性都能哺乳"这种哺乳主义者的老

---

① （原注）美国的数据来自美国疾控中心的全国免疫调查：www.cdc.gov/breastfeeding /data/NIS_data/index.htm。

② （原注）挪威的数据来自美国卫生与公众服务部：www.health.gov.au/internet/publications/publishing.nsf/Content/int-comp-whocode-bf-init~int-comp-whocode-bf-init-ico~int-comp-whocode-bf-init-ico-norway。

生常谈。从以上数据可以看出，即便是在挪威，也不是所有女性都给孩子哺乳，而且有整整30%的女性没有采取纯母乳喂养。孩子六个月时，美国的纯母乳喂养率甚至比挪威还高！

实际上，有很多原因导致女性无法哺乳或不应哺乳。根据美国疾控中心的提醒，感染艾滋病毒或患有下列病症的女性都不应哺乳：艾滋病、肝炎、肺结核、癌症，以及其他免疫系统受损的疾病。患有半乳糖血症的婴儿不能吃母乳。做过隆胸或缩胸手术的女性可能无法哺乳，做过乳房切除手术的女性也不能哺乳。此外，还有一些药物，尚未经过母乳喂养安全检测，包括许多抗抑郁药。为谨慎起见，大多数服用这些药物的女性也许最好不要给孩子哺乳。

在美国，"奶水少"是使用配方奶粉的最常见理由。一项研究发现，有1/8的女性提前断奶是因为奶水不够。挪威与美国在这方面的最大区别似乎在于，如果奶水不够，挪威女性会继续哺乳，同时以配方奶做补充，而美国女性更有可能停止哺乳并改用配方奶。不过，医生所说的"泌乳衰竭"无疑是两国女性都会遇到的现实问题。

据一些医生估计，高达15%的女性患有原发性或继发性泌乳衰竭。引发泌乳衰竭的原因可能是脑垂体或甲状腺疾病，也有可能是多囊卵巢综合征——这是一种导致激素失衡的疾病。分娩时的并发症也会影响乳汁分泌。有5%—15%的女性患有一种叫作"发育不全"（hypoplasia）的疾病，这是由乳房中的腺体组织不足导致的。一名哺乳倡导者表示："有些妈妈的体检结果明确显示腺体组织不足，乳房呈筒状且间距过宽，怀孕期间乳房也没有增大，但还是有人对她们说'别放弃！'"乳房发育不全的女性泌乳很少，甚至完全不泌乳。虽然这种症状相当普遍，也容易识别，但在美国很少被诊断出来。

在一篇题为《防止哺乳悲剧》（Prevention of Breastfeeding Tragedies）的文章中，著名哺乳倡导者玛丽安·奈弗特（Marianne Neifert）博士表示，人体经常无法"按照应有的方式"运转。她写道："医疗专业人士绝对不会对患糖尿病的女子说'每个人的胰腺都能分泌胰岛素'，也不会对饱受打击的不孕患者说'每个女人都能怀上孩子'。和所有生理功能一样，泌乳功能有时候也会因为各种原因而失效。"简单来说，并非所有女性都能泌乳，也并非所有女性都能分泌出足够喂饱孩子的乳汁。顽固地拒绝接受这一生理事实，可能是一种残忍的态度。

这种拒绝的态度还有可能给婴儿带来危险。一个名为"奶瓶宝宝"（Bottle Babies）的脸书主页上有一个关于乳房发育不全的话题，参与讨论的大都是诊断出这种症状的女性。发起该话题的女子曾听到有人对她说："不能哺乳的女性人数可以忽略不计。基本上每个女人都能哺乳。你只要心里想哺乳就没问题。"一位母亲在该话题下分享了她的故事：她哺乳了数周，而宝宝却"日渐消瘦"。这个孩子每天都要去看医生、抽血，医生还提出可能需要住院，但同时又坚决让母亲继续采取纯母乳喂养，从不承认她的奶水可能不够。最终，她得知自己乳房发育不全。她的孩子都快饿死了。

比较美国与挪威的哺乳率的意义在于，二者的相似之处似乎可以证明并非每个女人都能哺乳。不过，二者的差异也很能说明问题。两国哺乳率最大的差异在于初始哺乳率（挪威为99%，美国为79%）和6个月持续哺乳率（挪威为80%，美国为49%）。挪威女性持续哺乳的时间比美国女性长得多。

写到这里，我相信大家对于这种差异的原因已经不觉得奇怪了。美国女性不开始哺乳的最常见原因是她们要回去工作。请记住：超过60%有三岁以下孩子的美国母亲在工作，有30%的美国母亲完全不休产假。休产假的女性也知道自己很快就要回去工作，一般是6周以内。很多女性也许会想，为什么要开始哺乳呢？说不定过几个星期就得忍受给宝宝断奶的痛苦。美国没有产假，这也可以解释美国女性的哺乳时长为何低于挪威女性。与有充足产假或不外出工作的女性相比，回到工作岗位上的女性停止哺乳的可能性要高一倍以上。孩子6个月时，多数美国母亲已经回去工作了4个多月，而挪威母亲的产假还剩4个月呢。考虑到所有这些因素，美国哺乳女性的数量已经非常惊人了！

但问题在于，她们为此付出了巨大的个人代价。首先，人们经常说母乳喂养是"免费"的，但其实并非如此。当然，母乳喂养本身可能不怎么花钱，但在当代美国，如果母亲打算走出家门，情况就大有不同了。以下对普通新妈妈在哺乳方面的开销

做了粗略计算。哺乳让很多人省了钱，但也大大增加了很多人的
花费。

哺乳相关开支（不吸奶）	
2件哺乳上衣	180美元
2件连衣裙	200美元
1件睡衣	50美元
1件背心	60美元
2件哺乳胸罩	100美元
1管羊毛脂	15美元
15盒哺乳衬垫	100美元
哺乳枕	40美元
哺乳巾	40美元
共计	785美元

吸奶相关额外开支 （假设吸奶器费用由保险公司承担）	
母乳储藏袋	40美元
冰格盘	25美元
4个奶瓶	40美元
奶瓶清洗用具	30美元
共计	135美元

　　如果哺乳遇到困难或需要更多支持，还会产生额外费用：泌乳顾问上门服务及后续服务费用需400美元左右（每小时100—350美元不等）。

　　上班期间吸奶的母亲还要承受工资的损失。保守估计一位母亲每天上班期间只吸奶1小时，持续时间为6个月，并假设她拿的是最低工资，那么她在这6个月中损失的工资为1094美元（按纽约州2014年最低时薪8.75美元计算）。

　　6个月内的时间成本：900小时（哺乳或吸奶）。

　　算下来，6个月的金钱成本共计2414美元，时间成本共计900小时。相比之下，配方奶喂养便宜得多，6个月只需600美元左右。此外，还有时间上的消耗：若按照建议纯母乳喂养6个月，需要花900小时左右，也就是每周长达35小时，相当于一份全职工作了。

　　换言之，母乳喂养的成本效益分析方法不止一种。然而，本书中提到的大多数人似乎都没有考虑到女性的时间价值。在第三章，我描述了大卫·迈尔斯博士所做的成本效益分析，他以此分析来证明母乳喂养的益处。他解释道，每6名母亲给孩子纯母乳喂养6个月，可以减少1例耳部感染。也就是说，女性花5400小时哺乳，只能防止1例耳部感染，而要想防止1例肺炎，需要花15 600小时哺乳。迈尔斯博士似乎觉得这样完全合理。然而，面对这些数字，即便是最疼爱孩子的父母也很可能不会同意迈尔斯博士的成本效益分析。他们的看法可能也不同于梅丽莎·巴蒂克——她是马萨诸塞州母乳喂养联盟的一名哺乳主义者。根据她的计算，在美国，不给孩子哺乳造成的损失为每年130亿美元。可是，她完全没有考虑到哺乳本身让女性付出的代价。

哺乳还有一些不那么明显的代价。在哺乳这个问题上，女性承受着巨大压力，这压力不仅来自别的母亲，也来自护士、社工、政府。众多大型卫生机构建议至少给婴儿提供6个月纯母乳喂养，而很多遵守这一建议的母亲付出了相当大的代价：她们的生活围着孩子转，自己的需求排到了第二位，甚至是第三、第四位。她们放弃了自己的工作、职业，几年之后，再想重操旧业已经困难重重。她们在经济上越来越依赖丈夫，可是如今接近一半的婚姻都以离婚收场。没有放弃工作的那些母亲需要上更长时间的班，但报酬更低，让人心力交瘁、备受屈辱。她们每天要带着沉甸甸的吸奶器上下班，每天上班期间吸奶两到三次：把吸奶器连到自己身上，排出乳房里的乳汁。她们忍受着同事的嘲笑、骚扰、歧视，也忍受着与孩子的长时间分离。

"泌乳衰竭"的母亲承受着屈辱与内疚。贫穷的母亲会受到政府的惩罚：她们和孩子本来就面临着营养不良的风险，可政府还不给她们发放足够的食物。非裔美国母亲会成为社会攻击的对象——这个社会向来喜欢把自身的失败归咎于被主流排斥的群体，比如非裔美国人就经常成为替罪羊。

上述例子表明，哺乳主义的代价并非由个人背负，而是由我们整个社会承担。哺乳义务让社会中一部分人——主要是特权阶层——占据了道德制高点，并通过其他方式加深了种族与阶级歧视。哺乳之所以是一种身份标志，正是因为它象征着社会地位——恐怕大多数人没有意识到这一点。我们通过哺乳来表明自己是好父母，同时也暗示其他人是坏父母，尤其是黑人、穷人、未婚人士。我们利用哺乳来节省政府食品计划的资金、限制女性的选择、干涉边缘弱势女性的生活。

我们还用哺乳和吸奶来弥补产假的缺失。产后六周，女性回到工作岗位上，而她们的小宝宝通常就会被送去日托所。那么小的孩子每天就要和父母分开八到十小时，可我们却期望他们能和父母形成安全型依恋关系，就因为他们吃的是母乳。他们在日托所会接触到病毒、受到感染，可我们却期望他们能保持健康，就因为他们吃的是母乳。我们没有好好抱过他们，也不怎么跟他们说话，可我们却期望他们能顺利成长，长成情绪稳定的聪明孩子，就因为他们吃的是母乳。我们每天早上把他们丢在日托所，心里不免感到痛苦、歉疚，但想到他们吃的是母乳，我们便感到些许宽慰。

遗憾的是，以上期望和想法毫无根据。美国父母想要培养出身体健康、情绪稳定的孩子，在朝这个目标努力的过程中，他们会遇到种种根深蒂固的社会问题和结构性问题，这些问题不是母乳喂养能解决的。母乳无法代替服务优良、离家或公司近的平价日托所，无法代替产假，也无法代替便民、平价的医疗服务。

我们过于重视母乳喂养，认为它能解决棘手的国内政策问题，这种观念体现了美国的一种长期倾向，即把社会福祉当作个人的责任。这种倾向在医疗改革中表现得最为明显。不难理解政策制定者和政客为何大力提倡母乳喂养、健康饮食、锻炼身体、安全性行为、戒烟，试图以此解决一部分存在时间最长、代价最为高昂的国内政策问题。从导致奥巴马医改的争论中可以看出，对于这些问题，确实没有政治上可行的良方。

不过，公共卫生官员将美国的医疗问题改写为由于个人不健康、不负责而产生的问题，这样做当然也在很大程度上区分了"好"公民和"坏"公民。坏公民不仅给自己带来健康问题，还导致国家医疗费用猛增。我朋友托德的母亲诊断出肺癌时，他跟我说："她这辈子没有哪天抽过烟。"两年后，他母亲去世；在这两年的治疗期间，托德不断重复着这句话。他要确保人们知道，他母亲的重症并不是她自己造成的。对于死于肺癌的吸烟者，我们可以说，他们因自己的自私或愚蠢行为而拖累了医疗系统。不吸烟的人是无辜的受害者。托德明确表示，他母亲是无辜的，值得我们同情。

但事实在于，如果像这样关注个人的生活方式，那么托德母亲这样的人通常不会受到责怪——她是已婚的白人母亲，职业是教师，属于中上层阶级，生活在市郊。受到审视与批判的生活方式——不安全性行为、吸烟、肥胖、不给孩子哺乳——都显然与特定人群相关。与不安全性行为有关的群体包括男同性恋、静脉注射吸毒者、性工作者。吸烟与肥胖在穷人和非裔美国人中较为普遍。有这样一种广为流传但有些误导人的说法：贫穷、文化程度低的未婚非裔美国女性不太喜欢哺乳。被认定威胁公众健康的习惯与疾病，往往与历来被边缘化、被排斥的群体有明显关联。

为了阐明这个问题，我们可以先思考一下美国疾控中心的网站上给出的如下提醒：过量饮酒会"增加受伤、暴力、肝病、癌症等健康问题的风险"。该网站上列出的一项研究表示，酗酒每年给美国造成的损失高达2235亿美元，大大超过了不给孩子哺乳预计造成的130亿美元的损失。但无论是重大的公共卫生举措，还是美国医务总监的报告，都没有涉及饮酒问题，而且至少从禁酒令颁布以来，饮酒一直没有被定为公共卫生问题。也许这是因为最喜欢喝酒的群体是家庭收入超过75 000美元的白人男子。

简单来说，并非一切具有潜在危险的"生活方式选择"都会被官方认定为公共卫生问题。事实上，公共卫生问题的清单是经过严格筛选的，往往会刻意漏掉受过高等教育的中产阶级异性恋已婚美国白人男子当中常见的习惯与疾病。我们会因此产生这样的印象：这个群体中有很多好公民、好父母。

在芝加哥，我曾与一位非裔美国出租车司机谈过这本书。当时我要前往位于南区一个穷人街区的WIC办事处，一路上我们聊了很久。我告诉他，美国儿科学会和美国疾控中心最近把母乳喂养确立为一项公共卫生问题。然后我说："你肯定猜不到他们说哪个群体的哺乳率不够高……""黑人女性！"他笑着大声说道。接着，他又悲伤地补充道："真想不到……"他对这种情况太熟悉了，所以总是先我一步说出答案。

知道这些之后，我还会做出同样的选择吗？

会的。如果一切重来，我还像之前一样幸运，有充足的产假，有一个会吃奶、茁壮成长的宝宝，我肯定还会哺乳。其实，我真希望能再次体验育儿的整个过程。此时，我正坐在桌前思考着这个问题：很遗憾，我再也没有这样的机会了。

但假如有机会的话，我的做法会与以往有所不同。我必须承认，母乳喂养并不是万能的——在我的孩子还是婴儿的时候，我曾自信满满地以为母乳喂养包治百病。而现在，母乳喂养在我看来只是一种喂养孩子的方式，我不会再把它当成辟邪的护身符。如果我们列出对孩子的幸福至关重要的一些事物，母乳喂养甚至排不进前十。

爱你的孩子，让她知道你爱她，这比母乳喂养重要得多。引导她仰卧入睡，牢牢系好安全带，给她找个好的保姆或日托所，与她交流、倾听她的心声，挣钱养家，确保婴儿床的安全，关注她的成长，帮她建立自信，让她有栖身之所，多多关心她……这些都比母乳喂养更重要。

致　谢

　　因为许多人的鼓励与宽容，此书才得以问世。感谢最早得知我要写这本书的朋友——珍妮·内德尔斯基（Jenny Nedelsky）、乔·卡伦斯（Joe Carens）、克洛伊·阿特金斯（Chloë Atkins）、阿鲁纳·米特拉（Aruna Mitra）——是他们敦促我快快把书写好。感谢读过本书草稿和一部分章节的朋友：尼科利·纳特拉斯（Nicoli Nattrass）、玛拉·赫通（Mala Htun）、鲁思·马歇尔（Ruth Marshall）、凯特·曼森-史密斯（Kate Manson-Smith）。感谢一路过来给我建议的朋友：托德·维纳（Todd Wiener）、伯克哈德·比尔格（Burkhard Bilger）、乔尔·巴坎（Joel Bakan）。感谢书中受访者的慷慨分享。感谢我们的孩子，赛丽娜（Serena）、彼得（Peter）、瑞尔（Riel）、山姆（Sam），他们在我的影响下学到了太多关于母乳喂养的知识。感谢我的父母，他们的爱与支持促成了许多事。感谢我坚忍的爱人帕特里克（Patrick），他逃脱了哺乳的重任，但逃避不了这本关于哺乳的书。

　　另外，我还要感谢"版权工厂"（The Rights Factory）的经纪人山姆·海亚特（Sam Hiyate）和卡桑德拉·罗杰斯（Cassandra Rodgers），他们勇敢地接纳了一个没有博客、没有脸书主页、没有推特账户的作者。感谢Basic Books的许多优秀成员，他们做了所有筹划工作：劳拉·海默特（Lara Heimert）、莉兹·达纳（Liz Dana）、利亚·史戴赫（Leah Stecher）、梅丽莎·韦罗内西（Melissa Veronesi）、卡西·尼尔森（Cassie Nelson）、朱莉·福特（Julie Ford）。如果没有了不起的编辑艾莉森·麦肯（Alison Mackeen）的信任、远见和坚持不懈，这一切都不可能实现。她相信这本书，并把它做了出来。

注 释

引 言

为了能受益于新法案：Patricia Clark, "Obamacare Encourages Baby Boutiques to Bet on Breast Pumps", *Bloomberg Business Week*, August 26, 2013。

"靓妈"已经与25项不同的保险计划：对阿曼达·科尔的电话采访，2014年8月6日。

到2020年，美国吸奶器市场：*Breast Pumps Market (Manual, Single, Double Electric and Hospital Grade Breast Pumps)—Global Industry Analysis, Size, Volume, Share, Growth, Trends and Forecast, 2014–2022*, Transparency Market Research, 2013。

科尔住在曼哈顿："Nursing on Cloud Nine," *New York Family*, August 6, 2013。

她的店还开设了一系列课程：old.yummymummy store.com/classes。

就连教皇方济各也于2015年：Caroline Bologna, "Pope Francis Welcomes Mothers to Breastfeed in the Sistine Chapel," *The Huffington Post*, January 12, 2015, http://www.huffingtonpost.com/2015/01/12/pope-francis-breastfeeding_n_6456314. html。

数年前发起于新西兰的：biglatchon.org。

哺乳倡导组织"最好的给孩子"：www.bestforbabes.org/nursing-in-public-hotline-855-nip-free。

实际上，有些哺乳主义者：Melissa Bartick, "Making the Case: Effective

Language for Breastfeeding Advocacy," Massachusetts Breastfeeding Coalition, March 2007, http://massbreastfeeding .org/advocacy/making-the-case/。

不久前，超模吉赛尔·邦辰：Sara Nathan, "Smug Mother Gisele Bundchen Says There 'Should Be a Law' Forcing Women to Breastfeed for Six Months," *Mail Online*, August 4, 2010。

在一次采访中：电话采访，2014年8月6日。

他们之所以用母乳喂孩子：例如，有一个博客把母乳喂养行动与本地有机食品和可持续屋顶花园结合了起来。（http://civileats.com/2011 /02/22/tea-partiers-milk-anger-over-breastfeeding. ）

"减少父母旷工的情况……"：Melissa Bartick and Arnold Reinhold, "The Burden of Suboptimal Breastfeeding in the United States: A Pediatric Cost Analysis," *Pediatrics* 125, No.5 (April 2010): e1048–e1056, http://pediatrics.aappublications.org/ search?author1=Melissa+Bartick&sortspec=date&submit=Submit。

卫生官员明确表示："New York City Health Department Launches 'Latch On NYC' Initiative to Support Breastfeeding Mothers," New York City Department of Health and Mental Hygiene, May 9, 2012, www.nyc.gov/html/doh/html /pr2012/pr013–12.shtml。

吃母乳的孩子开始吃固体食物后："The New WIC: Food and Focus Breastfeeding," Missouri Department of Health and Senior Services, June 2, 2009。这部分内容来自密苏里州的WIC诊所为新妈妈提供的一份两页的手册，该手册改编自科罗拉多州的WIC诊所提供的类似资料。Health.mo.gov/living/families/.../ LWPBFFoodPkgEducation.doc。

哺乳可以传播艾滋病毒的证据：John B. Ziegler et al., "Postnatal Transmission of AIDS-Associated Retrovirus from Mother to Infant," *The Lancet* 325, No.8434 (April 1985): 896–898。

然而，全世界的公共卫生官员：Edith White, *Breastfeeding and HIV/AIDS: The Research, the Politics, the Women's Responses* (Jefferson, NC: McFarland, 1999)。

等到世界卫生组织：www.anotherlook.org/presentations.php。

但实际上美国的哺乳率："More Mothers Are Breastfeeding: African American

Mothers Need More Support," Centers for Disease Control and Prevention, Department of Health and Human Services, www.cdc.gov/media/releases/2013/p0207_breast _ feeding.html。

不过，另一方面的真相是：2007年的数据见"Provisional Breastfeeding Rates by Socio-demographic Factors, Among Children Born in 2007 (Percent +/–half 95% Confidence Interval)," National Immunization Survey, Centers for Disease Control and Prevention (CDC), Department of Health and Human Services (HHS), www.cdc.gov/ breastfeeding/data/NIS_data /2007/socio-demographic_any.htm。2010年的数据见 "Rates of Any and Exclusive Breastfeeding by Socio-demographics Among Children Born in 2010 (Percentage +/-half 95% Confidence Interval)," National Immunization Survey, CDC, HHS, www.cdc.gov/breastfeeding/data/nis_data/rates-any -exclusive-bf-socio-dem-2010.htm。

"这样一来，我们的帮助……"：Sarah Maslin, "Helping Hands Also Expose NY Divide," New York Times, November 16, 2012。

"每次员工需要吸奶时"：www.ncsl.org/issues -research/health/breastfeeding-state-laws.aspx。

但还有足足30%的职场母亲：US Department of Health and Human Services (HHS), Health Resources and Services Administration, Maternal and Child Health Bureau, Women's Health USA 2011 (Rockville, MD: HHS, 2011), www.mchb.hrsa.gov/ whusa11/hstat/hsrmh/pages/233ml.html。

由于近十年来吸奶器市场：Michael Johnsen, "Breast feeding Grows into Destination Category," Drug Store News 30, No.6 (May 19, 2008): 52。

许多首屈一指的医生和研究人员：对托马斯·法利博士的采访，2014年8月5日，纽约市；对迈克尔·克雷默博士的采访，2013年12月12日，加拿大蒙特利尔市。

一家名为普罗莱塔生物科技的公司：Andrew Pollack, "Breast Milk Becomes a Commodity, with Mothers Caught Up in Debate," New York Times, March 20, 2015。

外面裹了一层：www.dailymail.co.uk/news/article-1256200/Daniel-Angerers-breast-milk-cheese-sale-chef-s-Klee-Brasserie-New-York.html。

我在《大西洋月刊》上看到：Hanna Rosin, "The Case Against Breast-Feeding," *The Atlantic*, April 2009。

第一章 转变潮流：从奶粉到母乳

古代文献表明：Emily E. Stevens et al., "A History of Infant Feeding," *Journal of Perinatal Education* 18, No.2 (spring 2009): 32–39。

早在公元前950年：同上。

波士顿的一项研究表明：Jacqueline H. Wolf, "Public Health Then and Now," *American Journal of Public Health* 93, No.12 (December 2003): 2001。

在1912年的芝加哥：同上，2003。

可选择的范围似乎又扩大了：同上，2002。

许多医生还会让母亲：Lynn Y. Weiner, "Reconstructing Motherhood: The La Leche League in Postwar America," *Journal of American History* 80, No.4 (March 1994): 1365–1366。

从1956年七个朋友组织的：同上，1359。

有历史学者认为：Christina G. Bobel, "Bounded Liberation: A Focused Study of La Leche League International," *Gender and Society* 15, No.1 (February 2001): 135。

"社会不鼓励我们提问……"：Molly M. Ginty, "*Our Bodies, Ourselves* Turns 35 Today," Women's eNews, May 2004, http://womensenews.org/story/health/040504/our-bodies-ourselves-turns-35-today。

只给了一条相关建议：Boston Women's Health Collective, *Women and Their Bodies: A Course*, 1970, 175, www.ourbodiesourselves.org/cms/assets/uploads/2014/04/Women-and-Their-Bodies-1970.pdf。

当时的女性喜欢看《美好家园》：Bobel, "Bounded Liberation," 140。

"如果我们一边说着……"：Mary Ann Cahill, *Seven Voices, One Dream* (Schaumburg, IL: La Leche League International, 2001), 151。

虽然全场听众起立为她鼓掌：同上，133—134。

"如果有哪位母亲打算……"：Linda M. Blum and Elizabeth A. Vandewater, "Mother to Mother: A Maternalist Organization in Late Capitalist America," *Social Problems* 40, No.3 (August 1993): 288；引自 *La Leche League International, The Womanly Art of Breastfeeding* (Franklin Park, IL: La Leche League International, 1981) 271。

1971年是最低点："Ross Labs Breastfeeding Statistics," KellyMom, http://kellymom.com/fun /trivia/ross-data/。

"哺乳母亲"之所以吸引她：Blum and Vandewater, "Mother to Mother," 300; Bobel, "Bounded Liberation," 146。

这些婴儿多来自非洲和东南亚：Ramon Martinez, "A Global Overview of the Magnitude, Disparities and Trend of Infant Mortality in the World: 1950–2011," Health Intelligence, March 2013, http://healthintelligence.drupalgardens.com/content/global-overview-magnitude-disparities-and-trend-infant-mortality-world-1950-2011。

在苏联，多数婴儿：Christopher Davis and Murray Feshbach, *Rising Infant Mortality in the USSR in the 1970s*, Series P-95, No.74 (Washington, DC: US Bureau of Census, September 1980)。

疟疾、麻疹、受伤、婴儿猝死综合征：Kathryn M. Andrews et al., "Mortality, Infant," in Marshall M. Haith and Janette B. Benson, eds., *Encyclopedia of Infant and Early Childhood Development* (Waltham, MA: Academic Press, 2008), 343–359。

但是在婴儿死亡率最高的非洲和东南亚：同上。

为了占领国际市场：Lauren Pomerantz, "Death, Diarrhea, and Developing Nations: Nestlé and the Ethics of Infant Formula," TeachSpace, summer 2001, www.teachspace.org /personal/research/nestle/title.html. Pomerantz also notes that "by 1977, Nestlé had 81 plants in 27 non-industrialized countries, and 728 sales centers in all parts of the world."。

雀巢占了其中50%的份额：Stephen Solomon, "The Controversy over Infant Formula," *New York Times*, December 6, 1981, 1–6, www.nytimes.com/1981/12/06/magazine/the-controversy-over-infant-formula.html。

在巴西，广告中最常见的产品：同上，6。

"假设有100名婴儿……"：同上。

这些"雀巢护士"一边帮助母亲：同上。

卫生官员赞同如下观点：Pomerantz, "Death, Diarrhea, and Developing Nations"。

1981年，在《纽约时报》的一篇文章中：Solomon, "The Controversy over Infant Formula," 6。

1979年，印度尼西亚的研究人员：同上。

甚至可能花去一个贫穷家庭：Joanna Moorhead, "Milking It," *The Guardian*, May 15, 2007, www.theguardian.com/business /2007/may/15/medicineandhealth. lifeandhealth。

1979年在印度尼西亚开展的：Solomon, "The Controversy over Infant Formula," 6。

孟加拉国的一名医生表示：Moorhead, "Milking It"。

牙买加的一位母亲：Solomon, "The Controversy over Infant Formula"。

"在热带国家……"：同上。

在这篇报道中，穆勒不仅：Mike Muller, "The Baby Killer: A War on Want Investigation into the Promotion and Sale of Powdered Baby Milks in the Third World," War on Want, London, March 1974。

"这件事当然轻而易举！……"：对伊迪斯·怀特·弗莱彻的采访，2014年9月19日。

"这些顾问一般20多岁……"：同上。

"WIC的客户可能是一个……"：同上。

竟然一直持续到现在：Anwar Fazal, "Message to IBFAN's 30th Anniversary on 12 Oct 2009," IBFAN, 2009, www.ibfan.org/art/Anwar_Fazal_-_message_to_ IBFAN %27s_30th1.pdf. Further, according to an online poll conducted in 2005, Nestlé is among the top four most boycotted companies in the world. See Ian Johnston, "Nestlé: The World's Biggest Food Company and One of the 'Most Boycotted,'" London Telegraph, September 2009, www.telegraph.co.uk/news/worldnews/ africaandindianocean/zimbabwe/6235566/Nestle -the-worlds-biggest-food-company-

and-one-of-the-most-boycotted.html。

第二章　哺乳：社会共识

1963年，贝蒂·弗里丹的著作：Betty Friedan, *The Feminine Mystique* (New York: W. W. Norton, 1963)。

斯坦能关注的问题：Keri Philips, "Second Wave Feminism," *ABC Radio National*, October 13, 2013. Transcript and audio recording of interview available online: www.abc.net.au/radionational/programs/rearvision /second-wave-feminism/4983136#transcript。

你很可能也践行过：Kate Pickert, "The Man Who Remade Motherhood," *Time*, May 21, 2012。

很多践行亲密育儿法的母亲：同上。

孩子长大一些后：Elizabeth Pantley, *The No-Cry Sleep Solution for Toddlers and Preschoolers: Gentle Ways to Stop Bedtime Battles and Improve Your Child's Sleep* (New York: McGraw-Hill, 2005)。

在《时代》周刊的那篇文章里：Pickert, "The Man Who Remade Motherhood"。

法国哲学家、女权主义者：Elisabeth Badinter, *The Conflict: How Modern Motherhood Undermines the Status of Women* (New York: Metropolitan Books, 2011)。

博客作者、女权主义者杰西卡·瓦伦蒂：Jessica Valenti, *Why Have Kids? A New Mom Explores the Truth About Parenting and Happiness* (Boston: Houghton Mifflin Harcourt, 2012)；Ayelet Waldman, *Bad Mother: A Chronicle of Maternal Crimes, Minor Calamities, and Occasional Moments of Grace* (New York: Doubleday, 2009)。

职场母亲对自己的评价就更差了：Leslie Morgan Steiner, ed., *Mommy Wars: Stay-at-Home and Career Moms Face Off on Their Choices, Their Lives, Their Families* (New York: Random House, 2007)。

但这样的选择也相当于："Animal Feed," GRACE Communications Foundation, www.sustainabletable.org/260/animal-feed。

"公平贸易"这个词：Adam Carlson, "Are Consumers Willing to Pay More for Fair Trade Certified Coffee?" accessed October 2013, http://economics.nd.edu / assets/31977/carlson_bernoulli.pdf；亦见于 "Coffee," Fairtrade Canada, http:// fairtrade.ca/en/products/coffee-0。

在北美的每一座城市：Deloitte, *Best Practices in Local Food: A Guide for Municipalities*, Ontario Municipal Knowledge Network and Association of Municipalities of Ontario, www.roma.on.ca/ROMA-Docs/Reports/2013Best Practicesin LocalFoodAGuideforMunicipalitie.aspx。

例如2010年发布的：US Department of Health and Human Services (HHS), *The Surgeon General's Call to Action to Support Breastfeeding* (Washington, DC: HHS, Office of the Surgeon General, 2011)。

"大自然母亲网"：Jennifer Chait, "6 Green Reasons Why Breastfeeding Is the Best Feeding," Mother Nature Network, August 1, 2009, www.mnn.com /family/family-activities/stories/6-green-reasons-why-breast feeding-is-the-best-feeding。

还有一个致力于绿色生活：Cherise Udell, "Breastfeeding Is an Environmental Issue," Care2, May 9, 2013, www.care2.com /greenliving/breastfeeding-is-an-environmental-issue.html。

一名社会活动者如是说：Jill Fehrenbacher, "Chef Daniel Angerer Defends Cheese Made from Wife's Breast Milk," Inhabitat, March 9, 2010, http://inhabitat.com/ chef-daniel-angerer-defends-cheese-made-from-wife's-breast-milk。

一名自称为环保主义者的女子：Udell, "Breastfeeding Is an Environmental Issue"。

他们建议那些：例如Bess Bedell, "Biblical Breastfeeding," A Warrior Mom (blog), August 12, 2012, https://awarriormom.wordpress.com/2012/12/09/biblical-breastfeeding/。

我用谷歌在短短20分钟内：Nancy Campbell, "Breastfeeding God's Way," Above Rubies, accessed: October 2013, www.aboverubies.org/index.php/component/content/

article?id=322; Marsha Bearden, "What God Says About Breastfeeding," Mothering from the Heart, accessed March 5, 2012, http://motheringfromtheheart.com/whatgod. htm。

她提出了各种证据：Heidi Bingham, "Breastfeeding by Design: Part 1," *Cornerstone*, 1998, www.internetarchaeology.org/y2k/1989/famtopics/brfding.html。

母乳喂养不仅能消除："Breastfeeding," Gentle Christian Mothers, www. gentlechristianmothers.com/topics/breastfeeding.php。

这些母亲利用智慧设计讨论：Rex D. Russell, "Design in Infant Nutrition," *Acts & Facts* 24, No.1 (1995), www.icr.org /article/design-infant-nutrition。

最后他总结道："如此了不起的……"：同上。

丈夫对于家中之事：Bingham, "Family Topics"。

基督教赋予男女的职责：S. Michael Houdmann, "How Does the Bible Define a Good Christian Family?" Got Questions Ministries, accessed: October 2013, www. gotquestions.org/Christian-family.html。

"上帝给女人制定的计划"：Campbell, "Breastfeeding God's Way"。

"如果你心中有此想法……"：Bingham, "Breastfeeding by Design: Part 1"。

"如果我们心中抗拒……"：Campbell, "Breastfeeding God's Way"。

为什么有无数基督教组织：Lauren Markoe, "Breastfeeding Is on the Rise but in Church It's Still an Issue," *Religion News Service*, January 2, 2014; Rachel Marie Stone, "Breast-Feeding in the Back Pew: Why Are We So Uncomfortable When Nursing Mothers Imitate God in Church?" *Christianity Today*, December 12, 2012; Jennifer Laycock, "Mistaken Attitudes About Breastfeeding in Public," The Lactivist Blog, November 30, 2005, http://thelactivist.blogspot.ca/2005/11/mistaken-attitudes-about-breastfeeding.html。

他还对记者说：Mandy Velez, "Pope Francis Supports Breastfeeding Enough to Know It Needs to Happen in Public," Huffington Post, December 18, 2013, www. huffingtonpost.com/2013/12/18/pope-francis-supports-breastfeeding-moms_n_4467719. html。

上帝为人类造的母乳：Bedell, "Biblical Breastfeeding"。

既然上帝为母亲提供了：同上。

"对我而言，哺乳不只是……"：同上。

第三章　医学研究：哺乳真的有用吗？

他在2001年撰写了一份极具影响力的报告：Michael S. Kramer and Ritsuko Kakuma, *The Optimal Duration of Exclusive Breastfeeding: A Systematic Review* (Geneva, Switzerland: WHO, 2002)。

"越来越多的证据表明"：Annette E. Buyken et al., "Effects of Breastfeeding on Health Outcomes in Childhood: Beyond Dose-Response Relations," *American Journal of Clinical Nutrition* 87, No.6 (June 2008): 1964。

当时，在已发表的医学研究：Anne L. Wright and Richard J. Schanler, "The Resurgence of Breastfeeding at the End of the Second Millennium," *Journal of Nutrition* 131, No.2 (February 2001): 421S–425S。

在两个组中，多数母亲：Michael S. Kramer, "Methodological Challenges in Studying Long-Term Effects of Breast-Feeding," in Gail Goldberg et al., eds., *Breast-Feeding: Early Influences on Later Health* (New York: Springer Science, 2009), 130–132。

《美国医学会杂志》上的一篇文章：Ruth A. Lawrence, "Breastfeeding in Belarus," *Journal of American Medical Association* 285, No.4 (January 2001): 463–464。

某项研究常被人们引用：Aviva Mimouni-Bloch et al., "Breastfeeding May Protect from Developing Attention-Deficit /Hyperactivity Disorder," *Breastfeeding Medicine* 8, No.4 (August 2013): 363–367。

有一些整合分析的结论：例如，Ip等人总结道："没有足够的高质量数据来证明母乳喂养与心血管疾病和婴儿死亡率之间的关系。"见Stanley Ip et al., "Breastfeeding and Maternal and Infant Health Outcomes in Developed Countries," Evidence Report/Technology Assessment No.153 (Rockville, MD: AHRQ, April

2007)。

1990—2007年，在已发表的研究中："How Science Goes Wrong: Scientific Research Has Changed the World, Now It Needs to Change Itself," *The Economist*, October 19, 2013, http://www.economist.com/news/leaders/21588069-scientific-research-has-changed-world-now-it-needs-change-itself-how-science-goes-wrong。

科研人员担心：Christopher G. Owen et al., "The Effect of Breastfeeding on Mean Body Mass Index Throughout Life: A Quantitative Review of Published and Unpublished Observational Evidence," *American Journal of Clinical Nutrition* 82, No.6 (December 2005): 1298–1307。

这张单子肯定长得不可思议："7 Ways Breastfed Babies Become Healthier Adults," AskDrSears, accessed December 2013, http:// www.askdrsears.com/topics/breastfeeding/why-breast-best/7-ways-breastfed-babies-become-healthier-adults。

而且每个人列的内容都不一样：Moises Velasquez-Manoff, "Who Has the Guts for Gluten?" *New York Times*, Opinion Pages, February 24, 2013, www.nytimes.com/2013/02/24/opinion /sunday/what-really-causes-celiac-disease.html。

"如今，科学已经击退了……"：Anemona Hartocollis, "Running for Your Life," *New York Times*, November 5, 2010, www.nytimes.com/2010/11/07/nyregion/07farley.html。

但与其他哺乳宣传活动相比："New York City Health Department Launches 'Latch On NYC' Initiative to Support Breastfeeding Mothers," New York City Department of Health and Mental Hygiene, May 9, 2012, www.nyc.gov/html/doh/html / pr2012/pr013-12.shtml。

他不愿对母乳喂养的益处：对托马斯·法利博士的采访，2014年8月5日，纽约市。

2001年发表在《美国医学会杂志》：Michael S. Kramer et al., "Promotion of Breastfeeding Intervention Trial (PROBIT): A Randomized Trial in the Republic of Belarus," *Journal of American Medical Association* 285, No.4 (January 2001): 417。

通过进一步研究吃母乳：Michael S. Kramer et al., "Infant Growth and Health Outcomes Associated with 3 Compared with 6 Mo of Exclusive Breastfeeding,"

American Journal for Clinical Nutrition 78, No.2 (August 2003): 294。

此外，PROBIT研究发现：Kramer et al., "Promotion of Breastfeeding Intervention Trial," 413。

"我们可以在体外……"：对克雷默的采访，2013年12月12日。

母乳含有的人乳寡糖：Thierry Hennet et al., "Decoding Breast Milk Oligosaccharides," *Swiss Medical Weekly* 144 (February 14, 2014)；J. H. Brock, "Lactoferrin in Human Milk: Its Role in Iron Absorption and Protection Against Enteric Infection in the Newborn Infant," *Archives of Disease in Childhood* 55, No.6 (June 1980): 417–421；"Lactoferrin," WebMD, 2009, www.webmd.com/vitamins-supplements/ingredientmono-49-lactoferrin.aspx?activeingredientid=49&activeingredientname=lactoferrin。

鲁思·劳伦斯是这份期刊的编辑：David Meyers, "Breastfeeding and Health Outcomes," *Breastfeeding Medicine* 4, No.S1 (October 2009): S13。

"有证据表明，每让6名孩子……"：同上。

"要减少1名因呼吸道疾病而住院的婴儿……"：Ip et al., "Breastfeeding and Maternal and Infant Health," 40。

美国医疗保健研究与质量局的整合分析：同上，6。

根据这一评估，许多新生儿科室：Jae H. Kim et al., "Challenges in the Practice of Human Milk Nutrition in the Neonatal Intensive Care Unit," *Early Human Development* 89, Suppl. 2 (2013): S35–S38；Sandra Sullivan et al., "An Exclusively Human Milk–Based Diet Is Associated with a Lower Rate of Necrotizing Enterocolitis Than a Diet of Human Milk and Bovine Milk-Based Products," *Journal of Pediatrics* 156, No.4 (December 28, 2009): 562–567。

PROBIT的初步研究显示：Kramer et al., "Promotion of Breastfeeding Intervention Trial," 413–420。

然而，在受试婴儿长到六岁半时：Michael S. Kramer et al., "Effect of Prolonged and Exclusive Breast Feeding on Risk of Allergy and Asthma: Cluster Randomised Trial," *British Medical Journal* 335, No.7624 (2007): 4。

当时，这个特别工作组：American Academy of Pediatrics, "The Changing

Concept of Sudden Infant Death Syndrome: Diagnostic Coding Shifts, Controversies Regarding the Sleeping Environment, and New Variables to Consider in Reducing Risk," *Pediatrics* 116, No.5 (November 2005): 1245–1255；亦见于Alison Steube, "The Risks of Not Breastfeeding for Mothers and Infants," *Review in Obstetrics and Gynecology* 2, No.4 (Fall 2009): 222–213。

2009年，另一个特别工作组：http://stats.org/stories/2011/breastfeeding_risk_sids_jul11.html，作者提供了纸质的原始资料。

然而，两年过后的2011年："SIDS and Other Sleep-Related Infant Deaths: Expansion of Recommendations for a Safe Infant Sleeping Environment," *Pediatrics* (2011) 128: 1030–1039。

次年，澳大利亚的一个特别工作组：E. A. Mitchell et al., "Scientific Consensus Forum to Review the Evidence Underpinning the Recommendations of the Australian SIDS and Kids Safe Sleeping Health Promotion Programme," *Journal of Pediatric Child Health* 48 (October 2012): 626–633。

不过，随后的一项整合分析：F. R. Hauck et al., "Breastfeeding and Reduced Risk of Sudden Infant Death Syndrome: A Meta-Analysis," *Pediatrics* 128 (2011): 103–110。

美国医疗保健研究与质量局的整合分析：Stanley Ip et al., "A Summary of the Agency for Healthcare Research and Quality's Evidence Report on Breastfeeding in Developed Countries," *Breastfeeding Medicine* 4, No.1 (2009): 6。

此外，有研究表明：Linda Ferrante and Siri Hauge Opdal, "Sudden Infant Death Syndrome and the Genetics of Inflammation," *Frontiers in Immunology*, February 20, 2015, www.ncbi.nlm.nih.gov/pmc/articles/PMC4335605/。

在一部分案例中：Mohammad Alfelali and Gulam Khandaker, "Infectious Causes of Sudden Infant Death Syndrome," *Pediatric Respiratory Reviews* 15 (2014): 307–311。

"我们确实考虑过……"：对法利的采访，2014年8月5日。

降低SIDS风险并不在这10项益处之列：www2.aap.org/breastfeeding/policyonbreastfeedinganduseofhumanmilk.html。

在剩下的7项研究中：Christopher G. Owen et al., "Does Breastfeeding Influence Risk of Type 2 Diabetes in Later Life? A Quantitative Analysis of Published Evidence," *American Journal of Clinical Nutrition* 84, No.5 (November 2006): 1043–1054。

但在这6项研究中，只有3项：同上。

据他们估计，如果这种影响：同上。

患上这种白血病的概率：www.stats.org/stories/2011/Breast feeding_leukemia_nov11_11.html.作者提供了纸质的原始资料。

美国医疗保健研究与质量局的整合分析：Jeanne-Marie Guise et al., "Review of Case Controlled Studies Related to Breastfeeding and Reduced Risk of Childhood Leukemia," *Pediatrics* 116, No.5 (November 2005): 724–731。

该研究的作者提醒我们：Richard M. Martin et al., "BreastFeeding and Childhood Cancer: A Systematic Review with Metaanalysis," *International Journal of Cancer* 117, No.6 (December 2005): 1020–1031。

有一些研究表明：Steube, "The Risks of Not Breastfeeding for Mothers and Infants," 224。

另一项整合分析表示：Eyal Klement et al., "Breastfeeding and Risk of Inflammatory Bowel Disease: A Systematic Review with Meta-Analysis," *American Journal of Clinical Nutrition* 80, No.5 (November 2004): 1342–1352。

母乳喂养能预防乳糜泻的可能性也很小：对克雷默的采访，2013年12月12日。

另外，虽然以色列的一项小型研究：Mimouni-Bloch et al., "Breastfeeding May Protect from Developing Attention-Deficit/Hyperactivity Disorder"。

但PROBIT研究发现母乳喂养：Kramer et al., "Effect of Prolonged and Exclusive Breast Feeding"。

不过，克雷默提醒我：Michael S. Kramer et al., "Breastfeeding and Child Cognitive Development: New Evidence from a Large Randomized Trial," *Journal of the American Medical Association* 65, No.5 (May 2008): 582；Erik L. Mortensen et al., "The Association Between Duration of Breastfeeding and Adult Intelligence," *Journal of the American Medical Association* 287, No.22 (May 2002): 2365–2371。

"你不能仅仅因为自己给孩子哺乳……"：对克雷默的采访，2013年12月12日。在这篇报道研究结果的文章中，他解释道，7分之差并不算大，"又不是天才与弱智儿童之间的差别"。Molly Edmonds, "Does Breastfeeding Make Better Babies?" HowStuffWorks, 2013, http://health.howstuffworks.com/pregnancy-and-parenting/baby-health/baby-care/breast-feeding-better.htm/printable。

这些系统偏差：对克雷默的采访，2013年12月12日。

这些文献在诸多问题上存在分歧：James W. Anderson et al., "Breast-Feeding and Cognitive Development: A Meta-Analysis," *American Journal of Clinical Nutrition* 70, No.4 (October 1999): 525–535; Anjali Jain et al., "How Good Is the Evidence Linking Breastfeeding and Intelligence?" *Pediatrics* 109, No.6 (June 2002): 1044–1053。

最近，巴西的一项研究：Cesar G. Victora et al., "Association Between Breastfeeding and Intelligence, Educational Attainment, and Income at 30 Years of Age: A Prospective Birth Cohort Study from Brazil," *The Lancet* 3, No.4 (April 2015): e199–e205。

然而，分别发表于2006和2014年的：Geoff Der et al., "Effect of Breast Feeding on Intelligence in Children: Prospective Study, Sibling Pairs Analysis, and Meta-Analysis," *British Medical Journal* 333, No.945 (November 2006); Cynthia G. Colen and David M. Ramey, "Is Breast Truly Best? Estimating the Effects of Breastfeeding on Long-Term Child Health and Wellbeing in the United States Using Sibling Comparisons," *Social Science & Medicine* 109 (May 2014): 55–65。

美国医疗保健研究与质量局的整合分析：Ip et al., "A Summary of the Agency for Healthcare Research," S17。

最近的研究和文献回顾：Richard M. Martin et al., "Effects of Promoting Longer-Term and Exclusive Breastfeeding on Adiposity and Insulin-Like Growth Factor-I at Age 11.5 Years: A Randomized Trial," *Journal of the American Medical Association* 309, No.10 (March 2013): 1005–1013; Christopher G. Owen et al., "Effect of Breast Feeding in Infancy on Blood Pressure in Later Life: Systematic Review and Meta-Analysis," *British Medical Journal* 327, No.7425 (November 2003): 1; Michael S.

Kramer et al., "The Effect of Prolonged and Exclusive BreastFeeding on Dental Caries in Early School Age Children," *Caries Research* 41, No.6 (2007): 484–488。

但一些不依赖记忆：Ip et al., "A Summary of the Agency for Healthcare Research," S24。

发表在《美国医学会杂志》上：Anette-G. Ziegler et al., "Early Infant Feeding and Risk of Developing Type 1 Diabetes–Associated Autoantibodies," *Journal of the American Medical Association* 290, No.13 (November 2003): 1721–1728。另一项2009年的整合分析表示，探寻母乳喂养与1型糖尿病之间的关联的研究结果"不一致"：见Steube, "The Risks of Not Breastfeeding for Mothers and Infants," 225。

美国医疗保健研究与质量局的整合分析：Martin et al., "Breast-Feeding and Childhood Cancer"。

母乳喂养可以预防肥胖的观念：Malena Amusa, "Michelle Obama Urged to Speak Out for Breastfeeding," WeNews, February 8, 2010, www.doulas.com/m/news/view/Michelle-Obama-speaks-about -Breastfeeding。

多项发表在顶级医学期刊上的研究：Cesar G. Victora et al., "Anthropometry and Body Composition of 18 Year Old Men According to Duration of Breast Feeding: Birth Cohort Study from Brazil," *British Medical Journal* 327, No.7240 (October 16, 2003)；L. Li et al., "Breast Feeding and Obesity in Childhood: Cross Sectional Study," *British Medical Journal* 327, No.7240 (October 16, 2003)；Christopher G. Owen et al., "Effect of Infant Feeding on the Risk of Obesity Across the Life Course: A Quantitative Review of Published Evidence," *Pediatrics* 115, No.5 (May 1, 2005): 1367–1377；Michael S. Kramer et al., "Effects of Prolonged and Exclusive Breastfeeding on Child Height, Weight, Adiposity, and Blood Pressure at Age 6.5 y: Evidence from a Large Randomized Trial," *Americal Journal of Clinical Nutrition* 86, No.6 (December 2007): 1717–1721；Mohammadreza Vafa et al., "Relationship Between Breastfeeding and Obesity in Childhood," *Journal of Health, Population, and Nutrition* 30, No.3 (September 2012): 303–310; Richard M. Martin et al., "Effects of Promoting Longer-Term and Exclusive Breastfeeding on Adiposity and Insulin-Like Growth Factor-I at Age 11.5 Years: A Randomized Trial," *Journal of the American Medical Association*

309, No.10 (March 2013): 1005–1013；Colen and Ramey, "Is Breast Truly Best"。

克雷默认为，这就是科学界：对克雷默的采访，2013年12月12日。

第四章　丧失选择权

那一年，美国儿科学会发表：Arthur I. Eidelman and Richard J. Schanler, "Breastfeeding and the Use of Human Milk," *Pediatrics* 129, No.3 (February 2012): e827。

包括《时代》周刊：Bonnie Rochman, "Why Pediatricians Say Breast-Feeding Is About Public Health, Not Just Lifestyle," *Time*, February 29, 2012, http://healthland. time.com/2012/02/29/why-pediatricians-say-breast-feeding-is-about-public-health-not-just-lifestyle。

"按照这样的表述……"：同上。

"你不用考虑应不应该……"：同上。

研讨会在罗切斯特大学举行：鲁思·劳伦斯是《哺乳医学》的编辑，是一名备受敬重的哺乳倡导者，也是始终支持PROBIT研究结果（见第二章）的一位医生。PROBIT研究发现，母乳喂养的种种益处要么非常小，要么完全不存在。

"人们认为，母乳喂养……"：Anthony Waddell, ed., "Report of the Surgeon General's Workshop on Breastfeeding & Human Lactation," US Department of Health and Human Services, June 1984, 1, http://profiles.nlm.nih.gov/NN/B/C/G/F。

这份蓝图敦促医生：Jacqueline H. Wolf, "Low Breastfeeding Rates and Public Health in the United States," *American Journal of Public Health* 93, No.12 (December 2003): 2000–2010。

本杰明有些自相矛盾：US Department of Health and Human Services (HHS), *The Surgeon General's Call to Action to Support Breastfeeding* (Washington, DC: HHS, Office of the Surgeon General, 2011), v, www.cdc.gov/breastfeeding /promotion/ calltoaction.htm。

"如果婴儿更健康……"：同上，3。

美国医务总监解释道：同上，54。

她建议哺乳主义者：Melissa Bartick, "Making the Case: Effective Language for Breastfeeding Advocacy," Massachusetts Breastfeeding Coalition, March 2007, http:// mass breastfeeding.org/advocacy/making-the-case。

文章接着写道：同上。

她和一名叫阿诺德·莱因霍尔德：Melissa Bartick and Arnold Reinhold, "The Burden of Suboptimal Breastfeeding in the United States: A Pediatric Cost Analysis," *Pediatrics* 125, No.5 (April 2010): e1048–e1056, http://pediatrics.aappublications.org/ search?author1=Melissa+Bartick&sortspec=date&submit =Submit。

"如果90%的美国家庭……"：同上，e1048。

"几乎所有（关于母乳喂养有益健康的）数据"：HHS, *The Surgeon General's Call to Action*, 2。

最后，巴蒂克得出了130亿美元：For a scathing critique of Bartick's so-called study, see www.stats.org/stories/2011/Breastfeeding_leukemia_nov11_11.html. Source material available in print from author。

"那你是怎么选文献的呢？……"：对理查德·尚勒博士的电话采访，2014年8月6日。

举例来说，美国医疗保健研究与质量局的整合分析：Stanley Ip et al., "Breastfeeding and Maternal and Infant Health Outcomes in Developed Countries" *Evidence Report/Technology Assessment No.153* (Rockville, MD: Agency for Healthcare Research and Quality, April 2007), 5。

而美国儿科学会的声明：Eidelman and Schanler, "Breastfeeding and the Use of Human Milk," e830。

美国医疗保健研究与质量局的整合分析还得出如下结论：Ip et al., "Breastfeeding and Maternal and Infant Health Outcomes in Developed Countries"。

如前一章所述，这项整合分析：Stanley Ip et al., "A Summary of the Agency for Healthcare Research and Quality's Evidence Report on Breastfeeding in Developed Countries," Breastfeeding Medicine 4, No.1 (2009): S24。

美国儿科学会的政策声明则再次援引：Eidelman and Schanler, "Breastfeeding

and the Use of Human Milk," e830。

美国医疗保健研究与质量局的整合分析指出：Ip et al., "A Summary of the Agency for Healthcare Research," S17。

而美国儿科学会的声明对此则引用了：Eidelman and Schanler, "Breastfeeding and the Use of Human Milk," e830。

声明中就没有提到：对尚勒的采访，2014年8月6日。

它为该学会关于母乳喂养管理：Eidelman and Schanler, "Breastfeeding and the Use of Human Milk," e827。

它明确指出，儿科医生：同上。

"评估母亲哺乳是否顺利"："New York City Health Department Launches 'Latch On NYC' Initiative to Support Breastfeeding Mothers," New York City Department of Health and Mental Hygiene, May 9, 2010, www.nyc.gov/html/doh/html/pr2012/pr013-12.shtml。

"纽约哺乳"还包括64条："NYSDOH Breastfeeding Quality Improvement in Hospitals (BQIH) Change Package," New York State Department of Health, September 2014。

这样一来，配方奶粉就像：Mary Kay Linge, "Mayor Bloomberg Pushing NYC Hospitals to Hide Baby Formula So More New Moms Will Breast-Feed," *New York Post*, July 29, 2012。

Feministe是一个受欢迎的女权主义网站：Esti commenting online at Caperton, "Latch On, NYC—OR ELSE," Feministe, August 31, 2012, www.feministe.us/blog/archives /2012/07/31/latch-on-nyc-or-else/。

每年在美国出生的婴儿当中：USDA Food and Nutrition Service, "About WIC: WIC at a Glance," US Department of Agriculture, February 2015, www.fns.usda.gov/wic/about-wic-wic-glance。

2014年，如果一个两口之家：USDA Food and Nutrition Service, "WIC Income Eligibility Guidelines," US Department of Agriculture, February 2015, www.fns.usda.gov/wic/wic-income -eligibility-guidelines。

但对于那些通过WIC依靠政府：这些母亲都是穷人，其中黑人、西班牙裔、白人的占比分别为19%、39%、35%。这些百分比数据来自美国疾控中心，"Eligibility and Enrollment in the Special Supplemental Nutrition Program for Women, Infants, and Children (WIC)—27 States and New York City, 2007–2008," Morbidity and Mortality Weekly Report 63, No.10 (March 2013): 189–193。

自1998年来，WIC按照要求：USDA Food and Nutrition Service, "Legislative History of Breastfeeding Promotion Requirements in WIC," US Department of Agriculture, November 2013, www.fns.usda.gov/wic/about-wic-wic-glance, www.fns. usda.gov/wic/breastfeeding/bflegishistory.HTM。

根据这些条例，美国农业部允许：Every Mother, Inc., "Using Loving Support to Grow and Glow in WIC: Breastfeeding Training for Local WIC Staff," in cooperation with USDA, 2007, http://everymother.org/training_programs.php。

2009年，WIC决定向哺乳母亲：https://s3.amazonaws.com/aws.upl/nwica.org/breastfeeding_infographic2013.pdf。

这份套餐的内容包括：HHS, *The Surgeon General's Call to Action*, 20。

相比不吃母乳的婴儿："The New WIC: Food and Focus Breastfeeding," Missouri Department of Health and Senior Services, June 2, 2009。这部分内容来自密苏里州的WIC诊所为新妈妈提供的一份两页的手册，该手册改编自科罗拉多州的WIC诊所提供的类似资料。Health.mo.gov/living/families/.../LWPB FFFoodPkgEducation.doc。

用纯母乳喂养的母亲：同上。

在宝宝未满月时就索取：同上。

纯母乳喂养的宝宝也可获得：同上。

"我们不为任何人破例"：对纽约州西部天主教慈善会WIC主任谢丽尔·劳思（Cheryl Lauth）的采访，2014年10月29日。

而且常常是重复了：Caperton, "Latch On, NYC—OR ELSE"。

一名母亲哀叹道：Nicole, "Am I the only one who feels this way (wic and breastfeeding)?" Yahoo! Answers, June 4, 2010, http://answers.yahoo.com /question/index?qid=20100604144306AA2kRTZ。

另一位母亲讲述了类似的故事：同上。

"照我的经历来看……"：Caperton, "Latch On, NYC—OR ELSE"。

还有一位母亲回忆说：对金·泰勒（Kim Taylor）的采访，2014年10月，得克萨斯州敖德萨市。

"有一次，WIC的人朝我大吼大叫……"：Elizabeth P., "Why do people hate on mothers who receive WIC?" Yahoo! Answers, June 25, 2008, http://answers.yahoo.com/question/index?qid=200801242 10954AAUagip。

这些数据表明，非裔美国女性：2007年的数据见"Provisional Breastfeeding Rates by Socio-Demographic Factors, Among Children Born in 2007 (Percent +/–half 95% Confidence Interval)," National Immunization Survey, Centers for Disease Control and Prevention (CDC), Department of Health and Human Services (HHS), www.cdc.gov/breastfeeding/data/NIS_data/2007/socio-demographic_any.htm。2007年的数据见"Rates of Any and Exclusive Breastfeeding by SocioDemographics Among Children Born in 2010 (Percentage +/–half 95% Confidence Interval)," National Immunization Survey, CDC, HHS, www.cdc.gov/breastfeeding/data/nis_data/rates-any-exclusive-bf-socio-dem-2010.htm。

每年，调查结果在美国疾控中心的网站：Rachel Rettner, "Breastfeeding Rate Has Increased but Few Mothers Are Nursing for Recommended Time," Huffington Post, March 15, 2013, http://www.huffingtonpost.com/2013/02/07/breastfeeding-rate-has-in_n_2639043.html。

美国疾控中心承认，近年来："More Mothers Are Breastfeeding: African American Mothers Need More Support," Centers for Disease Control and Prevention, Department of Health and Human Services, www.cdc.gov/media/releases/2013/p0207_breast_feeding.html。

直接告诉读者：US Department of Health and Human Services (HHS), *An Easy Guide to Breastfeeding for African American Women* (Washington, DC: HHS, Office on Women's Health, 2006), 4。

最后，该指南告诫：同上，25。

一个男性画外音描述：A description of the ad, and of the controversy it sparked at the time, can be found here: Tatiana Morales, "Battle over Breastfeeding Ads," *CBS*, December 13, 2003, www.cbsnews.com/2100–500165_162–590864.html。

这条广告不仅惹怒：同上。

批评者认为这条广告：Marc Kaufman and Christopher Lee, "HHS Toned Down Breast-Feeding Ads," *Washington Post Staff Writers*, August 31, 2007, http://www.washingtonpost.com/wp-dyn/content/article/2007/08/30/AR2007083002198. html；Suzanne Barston, "The Bull(shit) That Wouldn't Die: The 2003 DHHS Breastfeeding Ad Rears Its Ugly Head," *Fearless Formula Feeder*, May 2, 2011, www. fearlessformulafeeder.com/2011/05/the-bullshit-that-wouldnt-die-the-2003-dhhs-breastfeeding-ad-rears-its-ugly-head/。

一些有针对性的研究：Theola Labbe Dubose, "Program Seeks to Increase Breast-Feeding Among Black Women in District," *Washington Post*, January 2, 2012, 5；Jennifer Ludden, "Teaching Black Women to Embrace BreastFeeding," *National Public Radio*, December 23, 2009；Barbara L. Philipp and Sheina Jean-Marie, *African American Women and Breastfeeding* (Washington, DC: Joint Center for Political and Economic Studies Health Policy Institute, 2007)。

这些研究通常表明：Philipp and Jean-Marie, *African American Women and Breastfeeding*, 5。

为了解释她们的这一倾向：Centers for Disease Control and Prevention, "Racial and Ethnic Differences in Breastfeeding Initiation and Duration, by State—National Immunization Survey, United States, 2004–2008," *Weekly Morbidity Report* 59, No.11 (March 26, 2010): 327–334。

至少在近20年来：Laura E. Caulfield, "WIC Based Interventions to Promote Breastfeeding Among African American Women in Baltimore: Effects on Breastfeeding Initiation and Continuation," *Journal of Human Lactation* 14, No.1 (March 1998): 15–22, jhl.sagepub.com/content/14/1/15.short?rss=1&ssource=mfc。

即便是"纽约哺乳"运动：对托马斯·法利博士的采访，2014年8月5日，纽约市。

她们觉得母乳喂养更适合：Linda M. Blum, *At the Breast: Ideologies of Breastfeeding and Motherhood in the Contemporary United States* (Boston: Beacon Press, 1999), 163。

"黑人母亲之所以不愿哺乳……": 同上，152。

布鲁姆采访的一些非裔美国母亲: 同上，164—169。一名为非裔美国女性服务的哺乳顾问证实了布鲁姆的许多结论。该顾问解释了她服务的女性拒绝哺乳的原因。参见非裔美国哺乳主义者的网站Blacktating: Sarah Hill, "Guest Post: Breastfeeding Counselor Chronicles: African-American Moms," Blacktating, July 20, 2010, www.blacktating.com/2010/07/guest-post-breastfeeding-counselor.html。

医疗行业的规模: Steven Brill, *America's Bitter Pill: Money, Politics, Back-Room Deals, and the Fight to Fix Our Broken Healthcare System* (New York: Random House, 2015)。

同时，美国的医疗费用: Center for Consumer Information and Insurance Oversight, "Affordable Care Act Requires Insurance Companies to Justify High Rate Hikes," Centers for Medicare and Medicaid Services, December 21, 2010, www.cms.gov/CCIIO/Resources/Fact-Sheets-and-FAQs/ratereview.html。

2012年的一项民意调查: "Health Care Statistics," Health Care Problems, March 3, 2015, www.healthcareproblems.org/health-care-statistics.htm。

《平价医疗法案》让参加医保: Brill, *America's Bitter Pill*。

"美国医疗总支出的75%": Centers for Disease Control and Prevention, "Chronic Diseases and Health Promotion," National Center for Chronic Disease Prevention and Health Promotion, May 9, 2014, www.cdc.gov/nccdphp/overview.htm。

美国卫生与公众服务部和疾控中心: 同上。

多年来，公众和官方: Siddhartha Mukherjee, *The Emperor of All Maladies: A Biography of Cancer* (New York: Scribner, 2011)。

2013年1月，"每日科学": Florida Atlantic University, "Obesity Approaching Cigarette Smoking as Leading Avoidable Cause of Premature Deaths Worldwide," ScienceDaily, January 31, 2013, www.sciencedaily.com/releases/2013/01/130131083755.htm。

"照目前的速度发展下去……": R. Morgan Griffin, "Obesity Epidemic 'Astronomical,'" WebMD, 2013, www.webmd.com/diet/features /obesity-epidemic-astronomical。

第五章　上班边吸奶

有一家生产"免手持吸奶器胸罩"："How to Use Hands Free Pump Bra," YouTube Video, 1:43, posted by "handsfreepumpbra," January 26, 2010, www.youtube. com/watch?v=TS83BjAnXT0。

一项研究发现，在有四个半月：Judith Labiner-Wolfe et al., "Prevalence of Breast Milk Expression and Associated Factors," *Pediatrics* 122, No.S2 (October 2008): S63。

美德乐是世界上数一数二：Michael Johnsen, "Breastfeeding Grows into Destination Category," *Drug Store News* 30, No.6 (May 19, 2008): 52。

"靓妈"的店主阿曼达·科尔：对阿曼达·科尔的采访，2014年8月6日，纽约市。

有25%的哺乳母亲经常吸奶：Labiner-Wolfe et al., "Prevalence of Breast Milk Expression and Associated Factors," S63–S68。

大部分吸奶的女性：同上。

这些百分比对应的：Joyce A. Martin et al., "Births: Final Data for 2012," *National Vital Statistics Report* 62, No.9 (December 2013): 1–68。

其中有79%（310万）的婴儿：Centers for Disease Control and Prevention, "Breastfeeding Report Card—United States, 2012," Department of Health and Human Services, August 2012, www.cdc.gov/breastfeeding/pdf/2012breastfeedingreportcard. pdf。

泌乳女性中有一个小群体：Kathleen M. Rasmussen and Sheila Geraghty, "The Quiet Revolution: Breastfeeding Transformed with the Use of Breast Pumps," *American Journal of Public Health* 101, No.8 (August 2011): 1356–1359。

绝对数量不少：Jen, Amy, and Christine, "Exclusive Pumping Rules" (blog), Blogspot, http://pumpingrules.blog spot.ca。

2006年的一项研究显示：Alan S. Ryan et al., "The Effect of Employment Status on Breastfeeding in the United States," *Women's Health Issues* 16, No.5 (September 2006): 243–251。

此前一项发表于：Sara B. Fein and Brian Roe, "The Effect of Work Status on Initiation and Duration of Breast-Feeding," *American Journal of Public Health* 88, No.7 (July 1998): 1043。

"全职工作的母亲……"：同上，1044。

2011年的一项研究：Chinelo Ogbuanu et al., "The Effect of Maternity Leave Length and Time of Return to Work on Breastfeeding," *Pediatrics* 127, No.6 (June 2011): e1414–e1427。

"将近14%的美国雇主……"：US Department of Health and Human Services (HHS), *The Surgeon General's Call to Action to Support Breastfeeding* (Washington, DC: HHS, Office of the Surgeon General, 2011), 30。

管理人员和专业人士中：同上。

这个数字也因种族而异：US Department of Health and Human Services (HHS), Health Resources and Services Administration, Maternal and Child Health Bureau, *Women's Health USA 2011* (Rockville, MD: HHS, 2011), www.mchb.hrsa.gov/whusa11/hstat/hsrmh/pages/233ml.html。

实际上，美国卫生与公众服务部：US Department of Health and Human Services (HHS), Health Resources and Services Administration, Maternal and Child Health Bureau, *The Business Case for Breastfeeding* (Rockville, MD: HHS, 2008), http://mchb.hrsa.gov/pregnancyandbeyond/breastfeeding/。

要是知道雇主通常提供："Thread: VENTING pumping at work difficulties!" 许多用户在国际母乳会的网络论坛上分享了个人经历（2013年6月），http://forums.llli.org/showthread.php?117302 -VENTING-pumping-at-work-diffiuculties!；"Working and Breastfeeding," La Leche League online forum, http://forums .llli.org/forumdisplay.php?39-Working-and-Breastfeeding。

在一份供企业管理者：HHS, *The Business Case for Breastfeeding*, 3。

实际上，真被同事撞见：Shawna Cohen, "The Secret World of Videotaping Women as They Pump Breast Milk," Mommyish, June 6, 2012, www.mommyish.com/2012/06/06 /the-secret-world-of-videotaping-women-as-they-pump-breast-milk-696/#ixzz3TRyyykb9。

有的女性甚至发现："Cops: Man Hid Camera to Film Breast Pumping," The Smoking Gun, June 1, 2012, www.thesmoking gun.com/documents/bizarre/man-secretly-filmed-breast feeding-coworker-798435。

为尽量避免此类风险：Katherine Lewis, "Mom-Tested Techniques to Increase Your Milk Supply," About.com, accessed March 4, 2015, http://workingmoms.about. com/od/todaysworkingmoms/a/pumpingtips.htm; "Pumping and Driving," online forum, Baby Center, March 2012, http://community.babycenter.com/post/a32102629/driving_and_pumping。

博科拉斯的奶量减少：Andrew R. MacIlvane, "The ACA and Nursing Mothers," Human Resource Executive Online, February 3, 2014, www.hreonline.com/HRE/view/story.jhtml?id=534356662。

国际母乳会有一个关于："Working and Breastfeeding," La Leche League online forum, http://forums.llli.org/forumdisplay.php?39-Working-and-Breastfeeding。

许多职场母亲表示：Colorado Breastfeeding Coalition, http://cobfc.org。

基本上每一位和我谈过：关于女性描述此类经历的视频，见http://cobfc. org。关于对令人憎恶的同事的叙述，见Linda Szmulewitz, "Pumping at Work: One Mom's Frustrating Story," The Chicago New Moms Group, November 10, 2011, http://chicagonewmomsgroup.com /pumping-at-work。

可是，这类玩笑话："Working and Breastfeeding," La Leche League online forum, http://forums.llli.org/forumdisplay .php?39-Working-and-Breastfeeding。

正如美国卫生与公众服务部：HHS, *The Business Case for Breastfeeding*, 5。

尽管修正案以严厉的口吻宣称：National Conference of State Legislatures, "Breastfeeding State Laws," Maternal and Child Health Bureau (Title V, Social Security Act), Health Resources and Services Administration, US Department of Health and Human Services, March 31, 2015, www.ncsl.org /issues-research/health/breastfeeding-state-laws.aspx。

但该部门出于法规：Wage and Hour Division, US Department of Labor, "Reasonable Break Time for Nursing Mothers," *WHD Notices* 75, No.244, December 21, 2010, http://webapps.dol.gov/FederalRegister/HtmlDisplay.aspx?DocId

=24540&Month=12&Year=2010。

但不能向违规的雇主处以罚款：Allison Yarrow, "Pumped Up: Breastfeeding Mothers Fight for Rights at Work," *NBC News*, January 10, 2014, http://usnews. nbcnews.com/_news/2014/01 /10/22257760-pumped-up-breastfeeding-mothers-fight-for -rights-at-work%23th3916076-c81602662。

有少数女性：Galen Sherwin, "Nationwide Nursing Mom Told at Office to 'Just Go Home,'" American Civil Liberties Union of Iowa, Women's Rights Project, April 29, 2014, www.aclu-ia.org/2014/04/21/nationwide-nursing-mom-told-to -just-go-home/。

然后递给她一张纸："Brief of the Equal Employment Opportunity Commission as Amicus Curiae in Support of Plaintiff Angela Ames," *Angela Ames v. Nationwide Insurance Co.*, Nationwide Advantage Mortgage Co., and Karla Neel, No.12–3780 (8th Cir. 2003), www.eeoc.gov/eeoc/litigation/briefs /ames.html。

数月后，安吉拉：NCTBA.org, "Breastfeeding Mother Quits Job, Files Civil Rights Complaint," Triangle Breastfeeding Alliance, October 6, 2010, www.nctba.org/ breastfeeding/breast feeding-mother-quits-job-files-civil-rights-complaint。

EEOC认为答案：Jacob Gershman, "Appeals Court Rules Against Breastfeeding Employee Who Claimed Discrimination," Law Blog, *Wall Street Journal*, May 17, 2014, http://blogs.wsj.com/law/2014/03/17/appeals-court-rules-against-breastfeeding-employee-who-claimed-discrimination/。

然而，艾奥瓦州南区：Nicole Flatow, "Woman Whose Boss Told Her 'It's Best You Go Home with Your Babies' Won't Get Discrimination Trial," ThinkProgress, March 19, 2014, http://thinkprogress.org/justice/2014/03/19/3416008/employee-who-was-told-its-best-you-go-home-with-your-babies-wont-get-discrimination-trial/。

他们拒绝的理由：同上。

2014年6月，第八巡回：Abigail Rubenstein, "Breastfeeding Ruling Botched Sex-Stereotyping, 8th Circ. Told," Law360, April 30, 2014, www.law360.com/ articles/533233/breastfeeding-ruling-botched-sex-stereotyping-8th-circ-told.；Vin Gurrieri, "8th Circ. Won't Rehear Worker's Breastfeeding Bias Case," Law360, June 26, 2014, www.law360.com/articles/552165/8th-circ-won-t-rehear-worker-s-breastfeedingbias-case?article_related_content=1。

2011年，美国国税局：Tom Murse, "Are Breast Pumps Tax Deductible?" About.com, accessed March 3, 2015, http://usgovinfo.about.com/od/healthcare/a/Breast-Pumps-Tax-Deductible.htm。

需要明确的是，减税并不意味着：Kristin Wartman, "Tea Partiers Milk Anger over Breastfeeding," Civil Eats, February 22, 2011, http://civileats.com/2011/02/22/tea-partiers-milk-anger-over-breastfeeding/。

我问他，免费吸奶器：与史蒂文·布里尔的电子邮件交流，2015年2月3日。

不过，对于免费吸奶器："What Am I Eligible For?" Insurance Orders, Yummy Mummy: All Things Breastfeeding, http://yummymummystore.com/insurance/eligibility。

最受欢迎的吸奶器：Deborah Kotz, "Demand for Breast Pumps Surge with New Coverage Under Health Law," *Boston Globe Online*, January 15, 2013, www.boston.com/dailydose/2013/01/15/demand-for-breast-pumps-surge-with-new-coverage-under-health-law/vpKgXHHkQNiu5sgs7Ir9BK/story.html。

2010年，美德乐公司：UHY International, "Medela AG Medical Technology," UHY Capability Statement (2011), www.uhy.com/wp-content/uploads/UHY-Medela-AG-Case-Study-Port.pdf。

根据预测，到2015年：Jessica Grose, "Working Moms Need More Than Subsidized Breast Pumps," Bloomberg Business Online, February 7, 2013, www.bloomberg.com/bw/articles/2013-02-07/working-moms-need-more-than-subsidized-breast-pumps。

第六章 "液体黄金"

一些批评者指出：Marc Kaufman and Christopher Lee, "HHS Toned Down Breast-Feeding Ads," *Washington Post* Staff Writers, August 31, 2007, http://www.washingtonpost.com/wp-dyn/content/article/2007/08/30/AR2007083002198.html。

"我们当时认为母乳"：对托马斯·法利博士的采访，2014年8月5日，纽约市。

人类泌乳指的是：University of Western Australia, School of Chemistry and Biochemistry, Human Lactation Research Group, www.chembiochem.uwa.edu.au/research /human-lactation。

1993年，ILCA召开：Linda J. Smith, *The Lactation Consultant in Private Practice: The ABC's of Getting Started* (Sudbury, MA: Jones and Bartlett, 2003)。

其实，包括伊迪斯在内：对伊迪斯·怀特·弗莱彻的采访，2014年9月19日。

在演讲中，他介绍了：美德乐第八届母乳喂养与泌乳学术会议，哥本哈根，2013年4月13日，www.medela.com/IW/en/breastfeeding/about-medela/media/global-press-releases/medela-8th-bf-symposium.html。

这笔钱来自一家吸奶器制造商：对理查德·尚勒博士的电话采访，2014年8月6日。

我问尚勒是否觉得：同上。

他在母乳喂养领域的经验：对理查德·尚勒博士的电话采访，2015年6月1日。

在尚勒博士看来：同上。

首席执行官斯科特·埃尔斯特：Andrew Pollack, "Breast Milk Becomes a Commodity, with Mothers Caught Up in Debate," *New York Times*, March 20, 2015。

讽刺的是，其中一位名叫厄尼·斯塔帕松："Board of Directors," Prolacta Bioscience, March 2015, www.prolacta.com/board-of -directors。

不过，普罗莱塔的出价："Find a Milk Bank," Prolacta Bioscience, accessed March 4, 2015, www.prolacta.com/find-a-milk-bank。

许多哺乳倡导者担心：Amy, "Swindled: The Ugly Side of Milk Donations," JustWestofCrunchy (blog), June 23, 2011, http://amywest.co/2011/06/23/swindled-the-ugly-side-of-milk-donation-prolacta。

2013和2014年，该公司资助：Amy B. Hair et al., "Randomized Trial of Human Milk Cream as a Supplement to Standard Fortification of an Exclusive Human Milk–Based Diet in Infants 750–1250 g Birth Weight," *Journal of Pediatrics* 165, No.5

(November 2014): 915–920, doi:10.1016/j.jpeds.2014.07.005；E. A. Cristofalo et al., "Randomized Trial of Exclusive Human Milk Versus Preterm Formula Diets in Extremely Premature Infants," *Journal of Pediatrics* 163, No.6 (December 2013): 1592–1595, doi:10.1016/j.jpeds.2013.07.011；S. A. Abrams et al., "Greater Mortality and Morbidity in Extremely Preterm Infants Fed a Diet Containing Cow Milk Protein Products," *Breastfeeding Medicine* 9, No.6 (July/August 2014): 281–2815, doi: 10.1089/bfm.2014.0024；亦见于www.prolacta.com/publications-1 for a list of Prolacta publications as of April 2015。

所有这些论文都发表在：Sandra Sullivan et al., "An Exclusively Human Milk–Based Diet Is Associated with a Lower Rate of Necrotizing Enterocolitis Than a Diet of Human Milk and Bovine Milk–Based Products," *Journal of Pediatrics* 56, No.4 (April 2010): 562–567。

2011年，《纽约时报》：Nicholas Bakalar, "Breast Milk Donated or Sold Online Is Often Tainted, Study Says," *New York Times*, Health Section, October 21, 2013。

但美国和加拿大总共只有："Locations," Human Milk Banking Association of North America, accessed March 2015, www.hmbana.org/locations。

有三份网络样品：Sarah A. Keim et al., "Microbial Contamination of Human Milk Purchased via the Internet," *Pediatrics* 132, No.5 (August 2013):e1227–35, http://pediatrics.aappublications.org/content/early/2013/10/16/peds.2013-1687 .full.pdf。

发表于2015年3月：Nicholas Bakalar, "Online Breast Milk May Contain Cow's Milk," *New York Times*, April 6, 2015。

另外，网上购买的人乳：Bakalar, "Breast Milk Donated or Sold Online Is Often Tainted"。

为了避免意外："The Four Pillars of Safe Breast Milk Sharing," Eats on Feets, accessed March 5, 2015, www.eats onfeets.org#fourPillars。

该组织"以社交媒体为平台……"：Quote from home page, Human Milk 4 Human Babies, accessed March 5, 2015, http://hm4hb.net。

在这个网站上匿名发帖：HM4HB Connecticut Facebook webpage: www.facebook.com/hm4hbConnecticut。

该组织希望"人乳分享……"：同上。

他们在网站上声明：同上。

"我很难说这是一个……"：对托马斯·法利博士的采访，2014年8月5日，纽约市。

"基本上没有证据表明……"：Stanley Ip et al., "A Summary of the Agency for Healthcare Research and Quality's Evidence Report on Breastfeeding in Developed Countries," *Breastfeeding Medicine* 4, No.1 (2009): S17。

克雷默还喜欢援引：对迈克尔·克雷默博士的采访，2013年12月12日，加拿大蒙特利尔市。

我们对母乳的成分：同上。

有研究表明：Kathleen M. Rasmussen and Sheela Geraghty, "The Quiet Revolution: Breastfeeding Transformed with the Use of Breast Pumps," *American Journal of Public Health* 101, No.8 (August 2011): 1356–1359。

"我们至少应该……"：同上。

第七章　"母乳可能会害死宝宝！"——哺乳主义与艾滋病毒

1983年，研究人员："History of AIDS Up to 1986," AVERT, December 12, 2014, www.avert.org/history-aids-1986.htm。

1985年，来自全球各地：同上。

在美国，虽然艾滋病：Philip Boffey, "AIDS in the Future: Experts Say Deaths Will Climb Sharply," *New York Times*, January 14, 1986。

世界卫生组织估计：到1989年，乌干达首都坎帕拉有30%的孕妇感染了艾滋病毒。2010年，在南非的公共诊所就诊的女性中，超过30%的人呈HIV阳性。见Peter Barron et al., "Eliminating Mother-to-Child Transmission in South Africa," *Bulletin of the World Health Organization* 91, No.1 (2013): 70–74。

世界卫生组织和联合国儿童基金会估计：WHO/UNAIDS, *A Review of HIV Transmission Through Breastfeeding: UNICEF, UNAIDS, WHO HIV and Infant Feeding*

(WHO/UNAIDS, December 1998), 6, www.unaids.org/sites/default/files/media_asset/jc180-hiv-infantfeeding-3_en_3.pdf。

1994—1997年：IRIN, "Namibia: HIV/ AIDS Eats into Progress on Infant Mortality," IRIN News, July 28, 1999, www.irinnews.org/report/8300/namibia-hiv-aids-eats-into-progress-on-infant-mortality。

有专家在2000年预测：UNAIDS/UNICEF, "HIV/AIDS," United Nations Special Session on Children, May 2002, www.unicef.org/specialsession/about/sgreport-pdf/21_HIV-AIDS_D7341Insert_English.pdf。

自1990年以来的25年里：根据Michael Specter, "Weighing Health Risks," *New York Times*, August 19, 1998, 1997年的具体数字为600 000；根据世界卫生组织的说法，2008年的数字为430 000。由于使用抗逆转录病毒药物的人越来越多，这个数字从20世纪90年代的50万以上降到了21世纪头十年的50万以下，2011年更是减少到33万，可谓成效显著。

每10名感染艾滋病毒的儿童："Children, HIV and AIDS," AVERT, July 30, 2014, www.avert.org/children-and-hiv-aids.htm。

胎儿有可能在母亲子宫内：Michael Carter, "Motherto-Baby Transmission," NAM/Aidsmap, August 8, 2011, www.aidsmap.com/Mother-to-baby-transmission/page/1044918。

1985年的那篇：John B. Ziegler et al., "Postnatal Transmission of AIDS-Associated Retrovirus from Mother to Infant," *The Lancet* 325, No.8434 (April 1985): 896–898；John B. Ziegler et al., "Breastfeeding During Primary Maternal Immunodeficiency Virus Infection and Risk of Transmission from Mother to Infant," *Journal of Infectious Disease* 167, No.2 (1993): 441–444；Philippe Van de Perre et al., "Postnatal Transmission of Human Immunodeficiency Virus Type 1 from Mother to Infant: A Prospective Cohort Study in Kigali, Rwanda," *New England Journal of Medicine* 325, No.9 (August 1991): 593–598；E. Richard Stiehm and Peter Vink, "Transmission of Human Immunodeficiency Virus Infection by Breastfeeding," *Journal of Pediatrics* 118, No.3 (March 1991): 410–412；S. K. Hira et al., "Apparent Vertical Transmission of Human Immunodeficiency Virus Type 1 by Breast-Feeding in Zambia,"

Journal of Pediatrics 117, No.3 (September 1990): 421–424；Robert Colebunders et al., "Breastfeeding and Transmission of HIV," *The Lancet* 332, No.8626–8627 (December 1988): 1487；Philippe Lepage et al., "Postnatal Transmission of HIV from Mother to Child," *The Lancet* 330, No.8555 (August 1987): 400；R. W. Nduati et al., "Postnatal Transmission of HIV-1 Through Pooled Breast Milk," *The Lancet* 344, No.8934 (November 19, 1994): 1432。

不仅医学检测在母乳中：WHO/UNAIDS, *A Review of HIV Transmission Through Breastfeeding*, 8。

研究还发现，婴儿吃母乳：同上，14。

这种新方法更容易确定：Martha F. Rogers et al., "Use of the Polymerase Chain Reaction for Early Detection of the Proviral Sequences of Human Immunodeficiency Virus in Infants Born to Seropositive Mothers," *New England Journal of Medicine* 320, No.25 (June 22, 1989): 1649–1654；亦见于 "HIV and Breastfeeding," AVERT, December 12, 2014, www.avert.org w/hiv-and-breastfeeding.htm。

1992年，《柳叶刀》发表：D. T. Dunn et al., "Risk of Human Immunodeficiency Virus Type 1 Transmission Through Breastfeeding," *The Lancet* 340, No.8819 (September 5, 1992): 585–588；亦见于 "HIV and Breastfeeding"。

研究人员于1985年发现：Centers for Disease Control and Prevention, "Recommendation for Assisting in the Prevention of Perinatal Transmission of Human T Lymphotropic Virus Type III/Lymphadenopathy-Associated Virus and Acquired Immunodeficiency Syndrome," *Morbidity and Mortality Weekly Report* 34, No.721 (1985)；Lawrence M. Gartner et al., "Breastfeeding and the Use of Human Milk," American Academy of Pediatrics Section on Breastfeeding, *Pediatrics* 115, No.2 (February 2005): 496–506。

许多哺乳主义者都拒绝相信：通过Skype对伊迪斯·怀特·弗莱彻的采访，2014年9月19日。

直到1999年，WIC才制定：G. K. Howell et al., "Breastfeeding Promotion in WIC and HIV Infection: Policy Development Process," *Journal of the American Dietetic Association* 99, No.9 (September 1999)。

在一次电话采访中：对谢丽尔·劳思的电话采访，2014年10月29日。

因此，世界卫生组织于1987年发布：WHO, "Summary Statement on Breast-feeding/Breast Milk and Human Immunodeficiency Virus (HIV)," July 1, 1987；亦见于 "HIV and Breastfeeding"。

在同年发布的《全球艾滋病计划》：同上。

联合国儿童基金会在1989年：James P. Grant, *State of the World's Children 1989* (New York: UNICEF, 1989)。

他告诉《纽约时报》的一名记者：Michael Specter, "Breast-Feeding and H.I.V.: Weighing Health Risks and Treatment Costs," *New York Times*, August 19, 1998。

他们的研究都得出：James G. Kahn et al., "Feeding Strategies for Children of HIV-Infected Mothers: Modeling the Trade-Off Between HIV Infection and Non-HIV Mortality," in Harris Kaplan and Ron Brookmeyer, eds., *Quantitative Evaluation of HIV Prevention Programs* (New Haven, CT: Yale University Press, 2002), 203。

这些证据充分说明：同上。

在伊迪斯的书中可以清楚地看到：Edith White, *Breastfeeding and HIV/AIDS: The Research, the Politics, the Women's Responses* (Jefferson, NC: McFarland, 1999)。

1993年，联合国儿童基金会的《世界儿童状况》：WHO/ UNAIDS, *A Review of HIV Transmission Through Breastfeeding*, 6。

该基金会还发布了一份：White, *Breastfeeding and HIV/AIDS*, 134。

书中讨论了艾滋病毒：Randa Saadeh et al., eds., *Breast-Feeding: The Technical Basis for Action* (Geneva, Switzerland: WHO, 1993)。

1995年的一项研究表示：Mansour Al-Nozha et al., "Horizontal Versus Vertical Transmission of Human Immunodeficiency Virus Type 1 (HIV-1): Experience from Southwestern Saudi Arabia," *Tropical and Geographical Medicine* 47, No.6 (1995): 293–295。

类似研究显示：Rachana Kumar et al., "A Prospective Study of Mother-to-Infant HIV Transmission in Tribal Women from India," *Journal of Acquired Immune Deficiency Syndromes & Human Retrovirology* 9, No.3 (1995): 238–342；E. T. Taha et al., "The Effect of Human Immunodeficiency Virus Infection on Birthweight, and Infant and Child Mortality in Urban Malawi," *International Journal of Epidemiology* 24, No.5 (1995): 1022–1029。

这份报告还提到：Carol Bellamy, *The State of the World's Children 1996* (New York: UNICEF/Oxford University Press, 1996)。

例如，艾滋病是赞比亚：White, *Breastfeeding and HIV/AIDS*, 136。

当时，许多科研人员：Barry Meier, "In War Against AIDS, Battle over Baby Formula Reignites," *New York Times*, June 8, 1997。

1998年，世界卫生组织母乳喂养专家：White, *Breastfeeding and HIV/AIDS*, 132。

她解释道，这种否认：同上。

她经常公开表示：Lawrence K. Altman, "AIDS Brings a Shift on Breastfeeding," *New York Times*, July 26, 1998; Anne McNulty, "Working for Healthy Mothers and Healthy Babies: Miriam Labbok, MD, MPH," UNC Institute for Global Health & Infectious Diseases, September 1, 2010, http://globalhealth.unc.edu/2010/09/working-for-healthy-mothers -and-healthy-babies-miriam-labbok-md-mph。

在伊迪斯参加的那次：对伊迪斯的采访，2014年9月18日。

赞比亚妇科医生：Zarina Geloo, "HIV and Breastfeeding: Re-Igniting an Old Controversy," *Women's International Net Magazine*, 1998, in White, *Breastfeeding and HIV/AIDS*, 137。

"相关机构推广不受限制……"：Timothy Stamps, "Address to the World Health Assembly" (Geneva, Switzerland: WHO, May 1997), in White, *Breastfeeding and HIV/AIDS*, 130。

"在富裕的工业化国家……"：Zorodzai Machekanyanga, "Zimbabwe: Is Breast Milk Still Best?," Harare, Zimbabwe: *Africa Information Afrique*, September 8, 1997, in White, *Breastfeeding and HIV/AIDS*, 137。

在1998年关于艾滋病毒：WHO/ UNAIDS, *A Review of HIV Transmission Through Breastfeeding*。

各大国际卫生组织终于承认：WHO/UNAIDS, *A Review of HIV Transmission Through Breastfeeding*。

尽管如此，根据2008年：WHO/UNAIDS, *A Review of HIV Transmission*

Through Breastfeeding: A Review of Available Evidence, 2007 Update (Geneva, Switzerland: WHO Press, 2008). 亦见于http://wol.jw.org/en/wol/d/r1/lp-e/102000007。

联合国儿童基金会表示，每天有500—700名儿童因为吃母乳而感染艾滋病毒，则每年因此感染的儿童数目应在172 500到255 500之间。

该声明还表示：Celia Farber, "HIV and Breastfeeding: The Fear. The Misconceptions. The Facts," Mothering, September/October 1998。

数月后，国际母乳会：Maryanne StoneJimenez, "Mother-Child Transmission of HIV," *Leaven* 35, No.1 (February/March 1999): 3–5, www.lalecheleague.org/llleaderweb /lv/lvfebmar99p3.html。

这篇文章总结道：Maryanne Stone-Jimenez, "Mother-Child Transmission of HIV," *Leaven* 35, No.1 (February/March 1999): 3–5, www.lalecheleague.org/llleaderweb/lv/lvfebmar99p3.html。

此人名叫大卫·克罗：根据"重新思考艾滋病"网站的信息（截至2015年3月），www.rethinkingaids.com/Content/TheBoard/tabid/60/Default.aspx。

他和彼得·迪斯贝格过从甚密：根据"重新思考艾滋病"2011年纳税申报单所列信息：www.rethinkingaids.com/RA_Tax_Returns/RA_Tax_Return_2011.pdf。

克罗还在网上为那些：M. Aziz, "Correspondence Between HIV+ Patient and David Crowe," Immunity Resource Foundation, May 29, 2014, www.immunity.org.uk/correspondence-hiv-patient-david-crowe/。

2014年，我访问了：http://aras.ab.ca。作者提供了纸质的原始资料。（该网页列出了克罗感兴趣的新闻条目和评论，网页内容持续更新。埃博拉是虚构的病毒这一说法现已不在该网页上，但我通过电子邮件向克罗询问了此事，他详细解释了自己为何认为埃博拉是虚构的病毒。）与大卫·克罗的电子邮件交流，2015年4月15日。

为了说明埃博拉不是病毒：与大卫·克罗的电子邮件交流，2015年4月15日。

他还声称，PCR检测：David Crowe, "Infectious HIV in Breastmilk: Fact or Fantasy?" La Leche League International Conference Session 205: Perspectives on HIV, AIDS and Breastfeeding Research, July 9, 2001, www.another look.org/presentations/

LLLI-200107-factorfantasy.pdf。

他们要么"接受目前关于……"：同上。

一位著名的反疫苗医生：Patricia Callahan and Trine Tsouderos, "Autism Doctor: Troubling Record Trailing Doctor Treating Autism," *Chicago Tribune*, May 22, 2009。

其中，有一份演讲稿：Miles Cloyd, "Detecting Infectious HIV in Human Milk," Department of Immunology and Microbiology, University of Texas, July 2003, www.anotherlook.org/presentations/LLLI-200307-detecting.pdf。

另一份演讲稿表示：George Kent, "HIV/ AIDS, Infant Feeding and Human Rights," University of Hawaii, July 2005, www.anotherlook.org/presentations/LLLI-200507-infantfeedingandhumanrights.pdf。

这份演讲稿总结道：Kent, "HIV/AIDS, Infant Feeding and Human Rights"。

作为联合国儿童基金会：Miriam Labbok, "Update on HIV and Breastfeeding in the Most Vulnerable Populations: Myths and Controversies," UNICEF, www.anotherlook.org/presentations/LLLI-200507-hivmyths.pdf。

1998年，《当妈妈》杂志授予：David Crowe, "AIDS and Breastfeeding," *Mothering*, April 2, 2012, www.mothering.com/articles/aids-and-breastfeeding。

我联系过国际母乳会：与国际母乳会媒体联系人兼发言人戴安娜·韦斯特的电子邮件交流，2015年4月。

最后，戴安娜透露：与国际母乳会媒体联系人兼发言人戴安娜·韦斯特的电子邮件交流，2015年4月。

美国疾控中心正式以：http://www.cdc.gov/breastfeeding/pdf/2014 breastfeedingreportcard.pdf。

在艾滋病会议上：与尼科利·纳特拉斯（Nicoli Nattrass）的私人通信。她本人在开展研究的过程中参加过许多此类会议。

即便受到亲自邀请：佩妮·范·埃斯特里克（Penny van Esterik）是母乳喂养研究与倡导领域的重要人物，也是加拿大约克大学的一名备受敬重的教授，她就有过这样的经历：有一次，她在约克大学召开了一个关于母乳喂养与艾滋病毒的会议，会议组织者邀请了一些哺乳倡导者和艾滋病研究者，但后者拒绝了邀请。参见Penny van Esterik, "Breastfeeding and HIV/AIDS: Critical Gaps and Dangerous

Intersections," in *Giving Breast Milk*, R. Shaw and A. Bartlett, eds. (Toronto: Demeter Press, 2010), 151–162。

2010年，世界卫生组织发布：WHO/UNAIDS, *Guidelines on HIV and Infant Feeding, 2010: Principles and Recommendations for Infant Feeding in the Context of HIV and a Summary of Evidence* (Geneva, Switzerland: WHO Press, 2010), http://whqlibdoc.who.int/publications/2010/9789241599535_eng.pdf?ua=1。

"我们建议，即使在缺乏抗逆转录病毒药物……"：同上，4。

世界卫生组织目前的政策：H. M. Coovadia et al., "Mother-to-Child Transmission of HIV-1 Infection During Exclusive Breastfeeding in the First 6 Months of Life: An Intervention Cohort Study," *The Lancet* 369, No.9567 (March 31, 2007): 1107–1116; Coutsoudis et al. "Exclusive Breastfeeding and HIV," *AIDS* 16, Issue No.3 (2002):498–499；"Method of Feeding and Transmission of HIV-1 from Mothers to Children by 15 Months of Age: Prospective Cohort Study from Durban South Africa," *AIDS* 15 (2001):379–387。

然而，最佳相关研究发现：Coovadia et al., "Mother-to-Child Transmission of HIV-1 Infection"。

例如，莫桑比克的婴儿死亡率："Young Child Survivial Development," www.unicef.org/mozambique/child_survival_2933.html。

无论在世界上哪个地方："遗憾的是，鼓励母亲践行纯母乳喂养殊非易事。在大部分社会中，父母除了让婴儿吃母乳以外，通常还会给婴儿提供水和其他食物。"见http://www.avert.org/hiv-and-breastfeeding.htm. Also in Coovadia et al., "Mother-to-Child Transmission of HIV-1 Infection"。

这场运动的领袖：Pamela Morrison, "New HIV and Breastfeeding Resource from the World Alliance for Breastfeeding Action (WABA)," Lactation Matters, January 8, 2013, lactationmatters.org/2013/01/08/wabahivresource; Pamela Morrison et al., "Informed Choice in Infant Feeding Decisions Can Be Supported for Hiv-Infected Women Even in Industrialized Countries," *AIDS* 25, No.15 (2011): 1807–1811。

她用这个数字来佐证：Morrison, "New HIV and Breastfeeding Resource from the World Alliance for Breastfeeding Action"。

事实上，研究人员估计：不同研究得出的结果有所不同。见Grace John-Stewart, "Prevention of HIV Transmission During Breastfeeding in Resource-Limited Settings," UpToDate, September 28, 2012, www.uptodate.com/contents/prevention-of-hiv-transmission-during-breastfeeding-in-resource-limited-settings。UpToDate是一个在线资源平台，为医生提供特定主题的所有相关医学文献的现有综述。

被引最多的相关研究发现：如前所述，不同研究的结果不尽相同，结果的差异似乎主要取决于母亲的病毒载量和CD4计数。若病毒载量较高且CD4计数较低，那么即使服用了抗逆转录病毒药物，传播风险也会比较高。莫里森撰写了一份相关文献的综述，其中包括不同研究得出的不同传播概率，见www.aidstar-one.com/sites/default/files/Table_of_Breastfeeding_Studies.pdf。

莫里森告诉我：与帕梅拉·莫里森的电子邮件交流，2015年4月16日。

莫里森向我解释道：同上。

多数医生和公共卫生组织：帕梅拉·莫里森与迈克尔·西尔弗曼博士（Michael Silverman）之间的电子邮件交流，由莫里森发送给我，2015年4月16日及19日。

有研究表明，即使在美国：Arlene D. Bardeguez et al., "Adherence to Antiretrovirals Among US Women During and After Pregnancy," *Journal of Acquired Immune Deficiency Syndromes* 48, No.4 (August 1, 2008): 408–417。

如果2.2%这个数字没错：Morrison, "New HIV and Breastfeeding Resource from the World Alliance for Breastfeeding Action"。

母亲还有可能通过母乳：EarthTalk, "Does Mother's Milk Transfer Environmental Toxins to Breast-Feeding Babies?" *Scientific American*, January 26, 2010, www.scientificamerican.com/article.cfm?id=earth-talks-breast-feeding。

如果母亲有营养缺乏症：Eleni Roumeliotou, "How Maternal Diet and Lifestyle Affects the Nutritional Value of Breast Milk," GreenMedInfo, April 8, 2013, www.greenmed info.com/blog/how-maternal-diet-and-lifestyle-affects-nutritional-value-breast-milk；亦见于Lindsay H. Allen, "B Vitamins in Breast Milk: Relative Importance of Maternal Status and Intake, and Effects on Infant Status and Function," *Advances in Nutrition* 3, No.3 (May 2012): 362–369。

所有吃母乳的婴儿：Jonathon L. Maguire et al., "Association Between Total Duration of Breastfeeding and Iron Deficiency," *Pediatrics* 131, No.5 (May 2013): e1530–e1537。

结 论

要说明这些比例有多高："Norway: The WHO Code and Breastfeeding: An International Comparative Overview," Department of Health, Australian Government, May 3, 2012, www.health.gov.au/internet/publications/publishing.nsf/Content/intcomp-whocode-bf-init~int-comp-whocode-bf-init-ico~int-comp-whocode-bf-init-iconorway。

在美国，"奶水少"：Ruowei Li et al., "Why Mothers Stop Breastfeeding: Mothers' Self-Reported Reasons for Stopping During the First Year," *Pediatrics* 122, Suppl. 2 (October 1, 2 008): S69–S76。

一项研究发现，有1/8：Alison Stuebe, "How Often Does Breastfeeding Come Undone?" Breastfeeding Medicine, http:// bfmed.wordpress.com/2014/03/27/how-often-does-breastfeeding-come-undone/#more-1181。

据一些医生估计，高达15%：www.medscape.com/viewarticle/565620_4。

一名哺乳倡导者表示：Stuebe, "How Often Does Breastfeeding Come Undone?"

"医疗专业人士绝对不会……"：Marianne R. Neifert, "Prevention of Breastfeeding Tragedies," *Pediatric Clinics of North America* 48, No.2 (April 2001): 273–297。

发起该话题的女子：https://m.facebook.com/notes/bottle-babies/the-insignificant-truth-about-women-who-cant-breastfeed/174242565987038/。

最终，她得知自己：同上。

美国疾控中心的网站上给出的："Excessive Drinking Costs U.S. $223.5 Billion," Centers for Disease Control and Prevention, April 17, 2014, www.cdc.gov/features/alcoholconsumption/index.html。